Hidroterapia

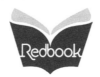

Hidroterapia
Sébastien Hinault

esenciales

ROBIN
BOOK

© 2016, Sébastien Hinault

© 2016, Redbook Ediciones, s. l., Barcelona

Diseño de interior: Eva Alonso

Diseño de cubierta: Regina Richling

ISBN: 978-84-9917-392-4

Depósito legal: B-11.165-2016

Impreso por Sagrafic, Plaza Urquinaona 14, 7º-3ª 08010 Barcelona

Impreso en España - *Printed in Spain*

Índice

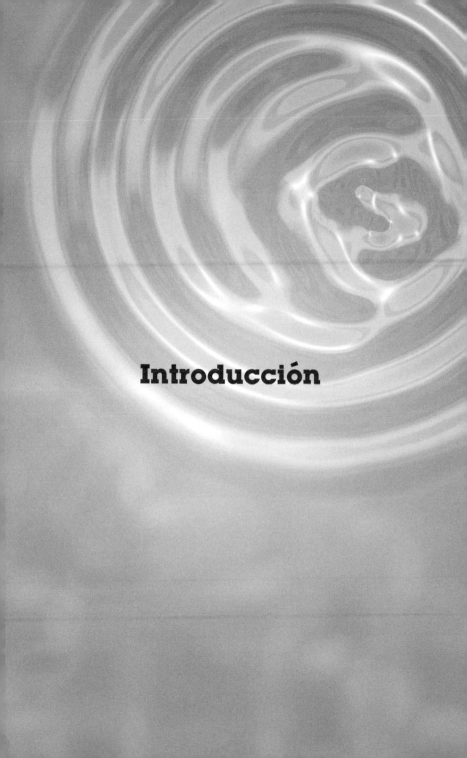

Introducción

A la prevención y tratamiento de enfermedades por medio del agua se le conoce como hidroterapia. Piscinas, saunas, jacuzzis... pueden valer para prevenir o aliviar dolencias, desde reumatismos y neuralgias hasta padecimientos neurológicos.

Su empleo ha trascendido todas las culturas y todos los tiempos. Egipcios, chinos, hindúes... todos los pueblos a lo largo de la historia han planteado el uso de la hidroterapia como agente curativo. En la Antigua Grecia se sumergía a los niños en agua fría una vez acababan de nacer como muestra de higiene pero también para inducirlos en el vigor.

Considerados los padres de la hidroterapia, Vincent Priessnitz y Sebastian Kneipp tomaron los principios de los primeros estudios de Hipócrates y desarrollaron la técnica de los baños que tomó un impulso definitivo en los siglos XVIII y XIX con el auge de los balnearios.

Los principales beneficios de la hidroterapia corresponden a que el agua tiene efectos revitalizantes y estimulantes para el cuerpo y la mente: ayuda a disminuir el estrés, relajar la musculatura, mejorar el equilibrio, da confianza para moverse mejor, ayuda a mejorar el sueño. En pacientes con lesiones, el agua asiste el movimiento, siendo más fácil realizar cualquier actividad. La presión hidrostática es antiinflamatoria y el ambiente acuoso proporcionan una mayor estabilidad y equilibrio. Además, es un magnífico relajante natural que combate el insomnio.

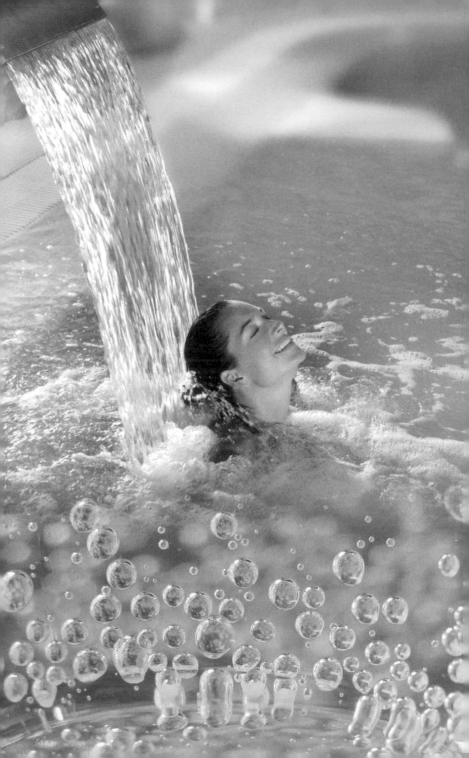

Cuando al agua tibia se le suman chorros a presión se estimula la circulación del flujo sanguíneo; el vapor del agua caliente es muy útil para aquellos que padecen enfermedades respiratorias como el asma o la bronquitis.

Si a ello se añaden ciertos ejercicios que se practican en el aquagym, se logra incrementar la calidad visco-elástica de los tejidos, la fuerza muscular, la flexibilidad, la circulación. También mejora la deambulación, la coordinación, la condición cardiovascular y respiratoria, disminuye el dolor, la rigidez y los espasmos musculares.

Este libro traza una pormenorizada descripción de los principales métodos hidroterapéuticos y sus aplicaciones, además de mencionar el tratamiento más adecuado para algunas enfermedades.

1. Historia y mitos
de la hidroterapia clásica

La hidroterapia deriva de las palabras griegas *hydro* (agua) y *therapeia* (curación). Es la aplicación del agua de forma interna o externa para el tratamiento de cualquier disfunción física o psicológica.

Los baños se han considerado parte de una terapia saludable desde el comienzo de los tiempos, y a lo largo de diferentes culturas esto se ha puesto de manifiesto. La cosmogonía babilonia señala que los dos primeros seres que existieron fueron Apsu (principio masculino, el de las aguas dulces) y Tiamat (principio femenino, madre de las aguas saladas). Cuando Tiamat se unió con Apsu aparecieron los dioses y los animales. En el Antiguo Egipto el Benben fue la montaña primordial o esencial que se vincula al dios creador y de la cual emergieron las aguas primordiales.

En la Grecia clásica

Ya desde la óptica más terapéutica, en Macedonia existía la costumbre de someter a las mujeres a un baño de agua fría después del parto para evitar los sangrados, además de tener un significado de purificación. Homero, diez siglos antes de Cristo, destacaba el uso interno y externo del agua, y escribía que los baños totales eran un procedimiento absolutamente corriente y popular. Pitágoras lideró una orden filosófica que recomendaba el uso de agua fría y la dieta vegetariana para armonizar el cuerpo y la mente. Los griegos llamaban Tetis a la diosa del mar, de la que nacieron los ríos y las fuentes. Y Heracles era la divinidad que ejercía mayor influencia en el poder curativa de las aguas, por lo que la mayoría de las fuentes estaban bajo su advocación, considerándose estas como una bendición de los dioses. El número de manantiales empleados por los griegos era muy elevado y algunos tenían el carácter de verdaderos balnearios, como los del Peloponeso, Cos, Pérgamo o Rodas. El tratamiento mezclaba la acción terapéutica de los dioses con la aplicación de diferentes técnicas hidroterápicas.

Hipócrates, padre de la medicina, consideraba la enfermedad como un disturbio de los humores corporales. Para curar, recomendaba el aire fresco y sano, el ayuno, el reposo químico y corporal, el masaje y la hidroterapia. Consideraba que este era un método terapéutico de primer orden, y que las aplicaciones tanto frías como calientes podían beneficiar la salud de las personas. Recomendó los baños de agua fría para combatir los dolores articulares o las contracturas musculares. Los baños de agua del mar eran los más indicados para tratar las erupciones cutáneas como eccemas o úlceras. Y los baños de agua caliente podían servir para combatir el insomnio y determinados dolores musculares.

Muchos de los tratamientos que se emplean hoy en los más modernos balnearios ya los empleaba Hipócrates, como los baños de vapor, las compresas húmedas, las bolsas de agua caliente o las aplicaciones de barro y fango. Hipócrates de Cos (430-377ac), escribió en el célebre *Corpus Hipocraticum*, así como en el *Tratado de agua, aires y de los lugares*, acerca de la hidroterapia, incluso recomendaba que el médico debía analizar la composición del agua, procurando evitar las aguas estancadas, haciendo énfasis en la individualidad de cada paciente tratado.

Durante el Imperio romano

Los romanos construyeron termas y balnearios al modo que lo hicieron los griegos. Fue el médico personal de Cicerón, Asclepíades de Bitinia quien dio el impulso necesario a la hidroterapia. Enseñó que todas las enfermedades ocurren debido a un desequilibrio en la armonía natural del cuerpo y que el movimiento de sus átomos tenía relación directa con las enfermedades. A partir de ahí, trató a sus pacientes con terapia natural, recomendó dietas, ejercicios, masajes y baños. Aprovechó que el gobierno romano estimuló la enseñanza médica y promovió la salud pública creando leyes especiales respecto a la higiene para elaborar los fundamentos básicos de la escuela médica romana que sus seguidores identificaron como metódica.

En casi todas las ciudades del Imperio existían termas públicas. Eran construcciones que incluían baños y un gimnasio. Las más famosas fueron si dudas las de Caracalla, de extraordinarias dimensiones y que pueden aún visitarse hoy en día.

Las termas romanas más antiguas que se han conservado hasta nuestros días son las de Stabiano en Pompeya, construidas hacia el siglo II aC. Su disposición es similar al resto de las que se conservan por todo el Imperio romano. Alrededor de un patio central, llamado palestra, donde se puede practicar ejercicio, se encuentra el *apodyterium* o vestuario; el *caldarium* o habitación que contiene el *alveus*, que es la piscina (alberca) de agua caliente; el *laconicum* o baño de vapor; el *tepidarium* o piscina de agua templada, y el *frigidarium* o piscina fría. En algunas ocasiones todas estas instalaciones se duplican, a un tamaño más reducido, para las mujeres. El agua se traía desde las fuentes, a menudo lejanas, mediante acueductos. Para calentar el interior de todas las estancias se utilizaban una serie de conductos de agua caliente bajo los suelos, que se cubrían con mosaicos decorativos.

El arquitecto y tratadista romano Vitrubio sostenía que las aguas salitrosas tenían la virtud de ser excelentes purgantes y escribió que las aguas podían dividirse en sulfurosas, aluminosas, saladas y bituminosas. Creía que las fuentes calientes tenían importantes virtudes medicinales y que, después de haber sido calentadas en el seno de la tierra, adquirían una nueva fuerza y un uso completamente diferente del agua común.

Fueron Galeno y Celso quienes demostraron en la Antigua Roma los efectos curativos de la hidroterapia, curando al emperador Augusto de una enfermedad resistente a todos los tratamientos. Galeno, entre los años 129 y 199 dC, hizo uso del agua fría para tratar gran número de enfermedades.

Las termas se utilizaban como sitios de reunión a los cuales asistían los plebeyos o los esclavos. En los lugares destinados al baño había departamentos separados para hombres y mujeres, y si no había espacios separados, el establecimiento abría unas horas al día para mujeres y unas horas para los hombres.

Hidroterapia en el Islam

El Islam consideraba la hidroterapia como algo prestigioso, muy útil para la higiene y los cuidados corporales. Avicena es uno de los médicos que desarrolló una técnica curativa a base de baños y bebidas para curar todo tipo de quemaduras y hemorragias.

La necesidad de purificación ritual previa a la oración hacía que, en la cultura árabe, el agua fuese un elemento imprescindible. Este momento se realizaba en el llamado *hamman*, un edificio que normalmente se hallaba en las cercanías de las mezquitas, ya que existía en un vínculo religioso entre ambos.

En plena época de la dominación romana, en España se crearon algunos balnearios que continuaron siendo usados durante la dominación árabe. Son los baños de Alange, Caldes de Montbui, Caldes de Malavella, Lugo y Sacedón, entre otros. Las influencias árabe y judías promovieron la proliferación de baños públicos en esta época. Un médico cristiano de Bagdad llamado Ibn Butlan creó las *Tacuina Sanitatis*, una obra magna en la que los aspectos de la salud se clasifican en unas tablas que reúnen las nociones de higiene y estética esenciales. La estructura de cada tabla responde al siguiente esquema:

- **Complexio** (naturaleza).
- **Electio** (elección).
- **Nocumentum** (inconveniente).
- **Remotio nocumenti** (solución al inconveniente).
- **Quid generat** (qué produce).
- **Conuenit** (a quién conviene).

En esos momentos, en el mundo cristiano se desarrolla un sentimiento de aversión por todo lo relacionado con los baños públicos, influencia de la religión y el oscurantismo, que veía en la desnudez un motivo de pecado. La Iglesia católica controló el mantenimiento de algunos baños, que servían como lugar caritativo para atender a los peregrinos, a los enfermos y a los pobres.

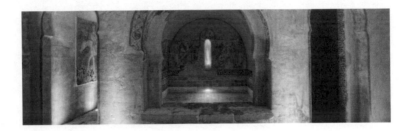

Edad Media: la hidroterapia cae en el olvido

En la Europa cristiana, la dimensión física o corporal sufre una importante involución, relegando la hidroterapia a un injusto olvido. Se abandona el culto al cuerpo y a la higiene.

Las normas de los monasterios establecen que los monjes sólo pueden tomar un baño una o dos veces al año a menos que, por causa de enfermedad, necesitaran un baño con finalidades terapéuticas. La Iglesia consideraba el baño como una actividad burguesa donde la gente acudía a efectuar relaciones sociales y comerciales, y dejaba de lado los fines caritativos, médicos y religiosos.

Primeros tratados sobre termalismo

A partir del siglo XV y XVI se reinicia el uso de la hidrotera-pia. En 1498 Juan Savonarola escribe *Balneis et Thermis*, considerado el primer tratado sobre termalismo. Y en 1571 aparece una obra clave: *De Termis*, de Andrea Bacius. En 1697 el inglés J. Floyer promociona el agua como agente pre-ventivo y curativo de enfermedades como el raquitismo. Titula su trabajo *An Inquiry into riht use of baths*, fundando el primer establecimiento hidroterápico, donde en sus modestas insta-laciones se administraba a los pacientes una revolucionaria terapéutica que consistía en la provocación de calor median-te la aplicación de envolturas calientes y posteriormente afu-siones de agua fría. El alemán Hoffman publica un tratado que titula *El agua, medicina universal* que influirá notablemente en muchos médicos en su estudio de la hidroterapia. Y otro compatriota suyo, Ovelgün elabora en 1725 una memoria bal-nearia en la que destaca las virtudes del agua y la ordenación adecuada de las actividades diarias, desde los períodos de ejercicio hasta los momentos de reposo diarios. En efecto, se trata de una auténtica terapia holística a partir de los di-ferentes campos que determinan la salud. En 1712 Frederic Hoffmann publica en 1712 *De aqua medicina universali*, don-de habla de las enfermedades que surgen por la obstrucción de los órganos debido a impurezas o estancamiento de los humores. Y, como remedio, menciona las virtudes terapéu-ticas del agua. Sigmund y Johann Hahn defienden las apli-caciones de la balneoterapia como preventivo y también en el tratamiento de distintas enfermedades. Johann fue médico personal del rey de Prusia y fomentaba el uso del agua en las enfermedades crónicas, agudas y fiebres, haciendo especial hincapié en su utilización contra la viruela y el sarampión.

En el siglo XVIII resurgen de nuevo las técnicas que empleaba Hipócrates y enemas, sangrías y purgantes se hacen muy populares entre la gente. En 1752 el médico español Vicente Pérez publica *El promotor de la salud de los hombres sin dispendio el menor de sus caudales: Admirable método de curar todo mal con brevedad, seguridad y a placer*. Para algunos fue el primer introductor y defensor de la aplicación del agua con fines terapéuticos, ya que curó diversas epidemias en algunas ciudades andaluzas gracias a la aplicación del agua. En Madrid, más tarde, adquirió gran reputación y clientela, y su fama y prodigiosas curaciones corrieron de boca en boca. Pérez afirma que el agua es la causa de toda curación y prescribe purgantes y sangrías como formas esenciales de la práctica médica.

En 1771, el ruso Samolowits, que era médico personal de la emperatriz Catalina II utilizó, contra la peste que asoló Moscú, lociones y aplicaciones de agua helada con innegable éxito. Los médicos que se emplearon en aquella época del empleo del agua como agente terapéutico trataron de buscar un procedimiento diferente para cada patología, utilizándola aisladamente como método para reprimir los síntomas de las enfermedades. Ello supuso que el agua fuese perdiendo parte del aprecio obtenido entre la gente, buscando otros tratamientos y soluciones para el tratamiento de las enfermedades.

Fue el austriaco Vinzenz Priessnitz (4 de octubre de 1799 - 28 de noviembre de 1851) el encargado de hacer resurgir de nuevo los principios de la hidroterapia. Priessnitz elaboró un efectivo sistema terapéutico basado en la aplicación de los recursos naturales como el aire fresco y el agua de montaña para el acrecentamiento de la salud. Sus principios básicos pueden resumirse en que la salud es el estado natural del cuerpo y que el hombre es un ser organizado y sujeto a las leyes orgánicas. Y, además, señala que:

- Todas las "enfermedades" que no son causadas por accidentes, tienen como origen las sustancias extrañas o malos humores.

- Ninguna cura efectiva puede hacerse sin la expulsión de las sustancias morbosas del cuerpo.

- Como agentes principales para conservar o recuperar la salud empleó el aire puro, la alimentación, el agua fría y el ejercicio físico.

- La piel que cubre nuestro cuerpo es uno de los órganos más importantes, cuya actividad normal es esencial para la conservación o recuperación de la salud.

- El agua fría, el aire fresco y el ejercicio son los medios más eficaces para dar vida y actividad al cutis.

- El agua fría no cura por ser agua sino por la reacción de calor que produce.

- El agua es el primer disolvente de la naturaleza.

Priessnitz utilizó compresas de agua fría y baños para lograr una acción desinflamatoria y tratar problemas articulatorios. Su técnica no se basaba en la patología sino en la observación de la reacción del enfermo al tratamiento. Para Priessnitz, la fuerza curativa estaba en el organismo y el agua no era más que el agente que favorecía esa fuerza facilitando los procesos vitales.

Principios básicos de la hidroterapia de Priessnitz

Lo principios básicos de la hidroterapia de Priessnitz pueden resumirse en cuatro puntos:

1. El agua fría dirige la sangre, la fuerza y el calor del organismo a todas las partes del cuerpo.

2. La respuesta fisiológica al frío del agua es calentamiento de la zona estimulada, lo que produce una vasodilatación local.

3. Los baños fríos eran curativos cuando la piel estaba caliente o mejor aún cuando transpiraba.

4. Las aplicaciones de agua fría podían agudizar muchas enfermedades provocando reacciones como incremento de los síntomas o aparición de síntomas antiguos a lo que llamaba "crisis curativa".

Y en estas llega Sebastian Kneipp

Nacido el 17 de mayo de 1821, Sebastian Kneipp era hijo de una familia de tejedores bávaros que emprendió la carrera del sacerdocio. Su paso por el seminario no fue demasiado feliz, ya que la mala alimentación y la humedad hizo que su salud fuera muy precaria y llegara a padecer tuberculosis.

En una de sus visitas a Munich pudo leer el libro de Johann Hahn *Sobre la acción del agua fresca en el cuerpo humano*. De él aprendió el tratamiento a base de fricciones y lavados diarios con agua fría y baños de agua fría acompañado de una alimentación sana y natural y caminatas al aire libre. Vio que su salud mejoró notablemente. Empezó entonces a tratar a muchos de sus compañeros afectados por tuberculosis, desarrollando así una de las técnicas que le harían popular y famoso.

Tras los éxitos obtenidos, comenzó a estudiar libros antiguos y escritos sobre el tratamiento con agua. Comprobó que la mayoría de las enfermedades eran debidas a la presencia de sustancias patógenas, como toxinas, escorias o residuos metabólicos en la sangre. Mediante la aplicación de agua conseguía reactivar la circulación en los órganos y eliminar estos agentes patógenos. Entre las aplicaciones que recomendaba estaban los chorros de agua, los baños de vapor, las envolturas, o los baños de agua fría.

Publicó su libro *Mi cura del agua* que, en menos de cinco años, había vendido casi doscientos mil ejemplares, un auténtico *best seller* de la época. Tras su muerte dejó como legado numerosos escritos y casi una veintena de libros, que se han traducido a docenas de idiomas.

Kneipp trataba de curar con su sistema todas las enfermedades agudas y también las enfermedades crónicas, con excepción de padecimientos hereditarios y los casos de tuberculosis más avanzados. Con su lema "el agua es el más natural de los remedios", iniciaba el tratamiento con una serie de ejercicios antes de comenzar las aplicaciones frías. Está considerado como un maestro de la salud popular, ya que combinó los tratamientos de hidroterapia con el uso interno y externo de plantas medicinales.

Los cinco pilares básicos del método Kneipp son:

1. Curas y tratamientos con agua.

2. Gimnasia y ejercicios físicos.

3. Un régimen alimenticio natural, rico en oligoelementos, vitaminas, minerales y pobre en hidratos de carbono.

4. El empleo de la fitoterapia.

5. Terapia del orden y educación para una vida más sana.

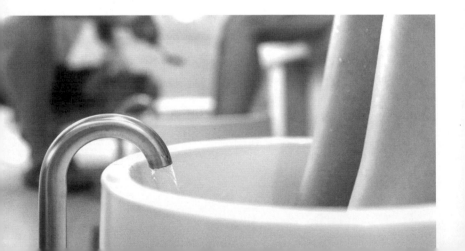

Quinton, el padre de la talasoterapia

Así como Sebastian Kneipp está considerado el padre de la hidroterapia, René Quinton está considerado como el padre de la talasoterapia, esto es, la eficacia de las curas de agua marina sobre la salud del cuerpo humano.

Quinton era hijo del médico y alcalde de la población de Chaumes, en Francia. Tras iniciar sus estudios de Historia Natural, ingresó en la Academia francesa de ciencias. En 1904 publicó su obra *El agua del mar*, medio orgánico, donde sintetiza sus trabajos y reflexiones de diez años de investigaciones y donde trataba de probar que la vida animal apareció en el mar y que todas las especies zoológicas (incluido el hombre) tienden a mantener las condiciones en que se originó su existencia a través de la evolución.

Los organismos propios de la vida animal son, pues, verdaderos acuarios marinos en los que las células continúan viviendo en las mismas condiciones en las que se encontraban las células primigenias.

Quinton demostró, para probar esto, que los glóbulos blancos sobreviven perfectamente en el mar. Primero experimentó en animales y, acto seguido, en dos bebés que estaban desahuciados y a los que inyectó agua de mar isotónica y que sirvió para que se recuperasen.

A raíz de ello patentó el agua isotónica, es decir, agua del mar recogida en condiciones muy precisas y diluida en agua natural escasamente mineralizada, esterilizada en frío y guardada en recipientes de vidrio sin contacto con ningún metal.

Leyes de la constancia de Quinton

- **Ley de la Constancia Térmica:** Frente al enfriamiento del globo, la vida animal, aparecida en estado de célula a una temperatura determinada, para su elevado funcionamiento celular, en los organismos indefinidamente suscitados a este efecto, tiende a mantener esta temperatura de los orígenes.

- **Ley de la Constancia Marina:** La vida animal, aparecida en estado de célula en los mares, tiende a mantener las células constitutivas de los organismos para su funcionamiento celular elevado, a través de las series zoológicas, en el medio marino de los orígenes.

- **Ley de la Constancia Osmótica:** La vida animal, aparecida en estado de célula en mares de una concentración salina determinada, ha tendido a mantener, para su funcionamiento celular elevado, a través de la serie zoológica, esta concentración de los orígenes.

- **Ley de la Constancia General:** Frente a las variaciones de todo orden que pueden sufrir en el curso de las eras los diferentes hábitats de la vida animal, aparecida celularmente en condiciones físicas y químicas determinadas, esta tiende a mantener, para su funcionamiento celular elevado, a través de la serie zoológica, estas condiciones de los orígenes.

El 9 de julio de 1925, afectado por las heridas que le causó su participación en la Primera Guerra Mundial, murió en París de una angina de pecho a los 58 años de edad. Su trabajo pasó en un primer momento de estar en primera línea al olvido más absoluto ya que sus ideas le enfrentaron a la comunidad científica de la época. La irrupción de la penicilina y las guerras mundiales hicieron el resto.

Pero en 1943, el llamado plasma de Quinton fue inscrito como medicamento bebible, inyectable y de uso externo. Tras algunos vaivenes con la comunidad científica, actualmente se comercializa en numerosos países, estando considerado como uno de los mejores regeneradores de los mecanismos celulares.

Suele emplearse para corregir problemas de próstata, psoriasis, quemaduras, alopecia, artritis, osteoporosis, asma, gingivitis o desequilibrios del sistema nervioso central.

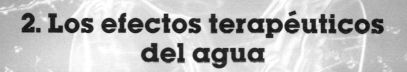

2. Los efectos terapéuticos del agua

La hidroterapia se inscribe de forma natural dentro de un planteamiento holístico de la salud. Sirve, por tanto, para lograr que el conjunto de las defensas del organismo conserve su mayor grado de eficacia.

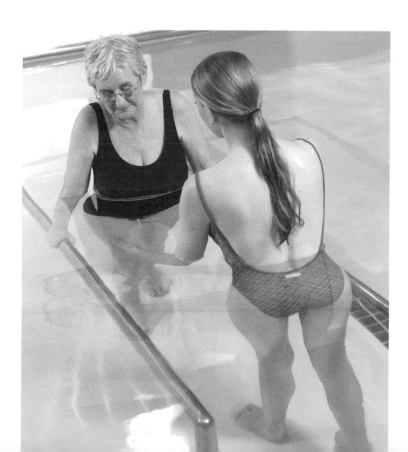

Técnicas hidroterapéuticas

Las técnicas empleadas en hidroterapia tienen como área de actuación principal la piel del cuerpo humano. De los resultados que se obtengan se obtendrán una serie de reacciones reflejas que repercutirán en el resto del organismo. Así, los efectos dependerán de la combinación de los estímulos térmicos, mecánicos, dinámicos, hidrostáticos, y del tiempo de aplicación de los mismos.

Las técnicas hidroterápicas más utilizadas son:

- *Baños*
  (totales, parciales y especiales).

- *Tanques y piscinas terapéuticas.*

- *Compresas y envolturas*
  (totales y parciales).

- *Abluciones.*

Procedimientos hidrocinéticos:

- *Duchas.*

- *Chorros.*

- *Baños de remolino.*

- *Masaje subacuático.*

- *Masaje con hielo.*

Baños

Según sea el baño total o parcial, la totalidad del cuerpo o parte de él se sumerge en el agua. Los baños parciales pueden ser fríos, calientes o de contraste (frío-caliente). En función del segmento corporal bañado reciben diferentes denominaciones:

- Manos y brazos.
- Pies y piernas.
- Pelvis en baños de asiento.

- **Baño parcial a temperatura ascendente de Hauffe:**
Comienza a temperatura indiferente y se va aumentando la temperatura hasta llegar a los 45°.

- **Baño de Kneipp, baño parcial de pies y piernas:**
El paciente pasea por un estanque con un nivel de agua de 10 a 20 cm. Lo especial de este baño, es que cada sección del suelo es de diferente naturaleza: liso, arena fina, gruesa, gravilla con el objeto de activar la musculatura intrínseca de los pies.

Los baños también pueden clasificarse según la temperatura (fríos y calientes) y según la composición del agua utilizada (especiales). Los baños fríos serán de corta duración 2-3 minutos. El baño caliente 35-36°C puede tener una duración de 15-20 minutos. Es conveniente comenzar el baño con temperaturas más bajas y progresivamente ir incrementando la temperatura del agua.

El paciente no debe permanecer más de 30 minutos sumergido en un baño caliente, para evitar la pérdida excesiva de líquidos producida por la exudación.

- **Baño de vapor:** Pueden considerarse variantes del baño caliente. La forma de aplicación puede ser parcial o total.

- **Baño parcial de vapor:** La aplicación más usual es en forma de vahos, para el aparato respiratorio.

- **Baños totales de vapor:** El baño romano, el baño turco y la sauna finlandesa son ejemplos de baños de vapor.

- **Baños de contraste:** También llamados «baños esco-ceses» o «baños alternantes», son baños parciales en los que se sumerge la persona de forma alternante, pri-mero en un tanque o recipiente con agua caliente y lue-go en otro con agua fría; la técnica siempre se finaliza con agua caliente.

- **Baño caliente:** Temperatura entre 38-40°, tiempo de aplicación 5 minutos.

- **Baño frío:** Temperatura entre 18-20°, tiempo de aplica-ción 20 o 25 segundos.
  El cambio de caliente a frío se efectúa con rapidez, con el objeto de facilitar la acción del sistema vascular.

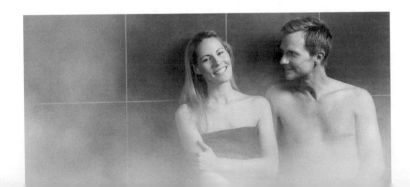

- **Baño carbónico:** También llamado baño de Nauheim. Se puede obtener artificialmente mezclando directamente anhídrido carbónico con el agua, o de forma natural en aquellos establecimientos que tengan aguas ricas en (CO_2). Tiene un efecto sedante y analgésico.

- **Baño de oxígeno:** Se consiguen aplicando el oxígeno al baño desde una botella de oxígeno. Posee un efecto sedante, disminuye el número de pulsaciones y la tensión arterial.

- **Baño salado:** Para obtener un baño salado se añade sal común ($ClNa$) al agua. Unos 500 gramos de sal por cada 10 litros de agua, con el objeto de aumentar la flotabilidad y facilitar los movimientos. Las aplicaciones del baño parciales se realizan con el fin de disminuir el edema y facilitar el drenaje. Al aumentar la densidad del agua por la sal, existe mayor presión sobre la zona sumergida.

- **Baño galvánico:** El agua en estado puro es mala conductora de la electricidad, pero esta propiedad del agua se modifica al disolver en ella una sal ionizable. El baño galvánico se obtiene al aplicar en una bañera un electrodo con corriente galvánica, actuando el agua como segundo electrodo. Al agua se le suele añadir ($ClNa$) con el fin de aumentar la conductibilidad de la corriente. La temperatura del agua suele establecerse entre los 35-37°.

- **Baño de agua de mar o talasoterapia:** La talasoterapia, es el aprovechamiento del mar y del clima marino con fines terapéuticos.

Tanques y piscinas terapéuticas

- **Tanque de Hubbard:** Por su forma (trébol, cuadrada, mariposa, seta...) permiten un fácil acceso tanto al paciente como al profesional, para movilizar los diferentes segmentos corporales. Se utilizan con agua caliente a la que se pueden añadir «chorros a presión». Los tanques de Hubbard se llenan y se vacían con rapidez, disponen de un termómetro de control de la temperatura y están dotados de dispositivos para situar al paciente a diferentes alturas.

- **Piscina terapéutica:** Las piscinas nos permiten la realización de tratamientos grupales (siempre que los pacientes posean una patología similar) o individuales. El agua constituye un estímulo exteroceptivo que ayuda a la percepción de los miembros y permite la toma de conciencia del esquema corporal durante el movimiento.

Compresas y envolturas totales y parciales

Se utilizan desde los más simples, paños o toallas, a los más sofisticados que contiene un gel que cuando se sumerge y se calienta se convierte en una eficaz compresa húmeda y caliente.

- **Envolturas:** Técnica que consiste en envolver una parte o todo el cuerpo, excepto la cara, con paños de lana, algodón, lino o gasa. Las envolturas pueden ser secas o húmedas, frías o calientes.

- **Compresas:** Son «envolturas» que pueden estar empapadas en sustancias medicamentosas. Su aplicación generalmente es local y caliente para aprovechar el efecto térmico. La compresa caliente recibe el nombre de fomento.

- **Compresa de Priessnitz:** Compresa fría y humedecida en una mezcla de alcohol alcanforado y agua.

- **Compresa de Kenny:** La compresa, tras introducirla en agua caliente, se retuerce con el objeto de eliminar el excedente de agua obteniéndose una compresa caliente y casi seca. Esta compresa tuvo su inicio como terapia en el tratamiento de los pacientes con polio.

Abluciones

Técnica consistente en derramar agua de forma suave, evitando que salpique, sobre un segmento o sobre la totalidad del cuerpo. Con esta técnica se consigue una excitación térmica muy ligera, al utilizarse agua tibia, y un escaso efecto mecánico, debido a que el agua se proyecta sin presión.

El paciente sitúa el segmento corporal a tratar o se coloca dentro de un recipiente vacío (bañera). El agua se va derramando suavemente a poca distancia de la piel, siendo la duración del tratamiento breve, de pocos minutos. Tras la ablución no se realiza el secado corporal, ya que con el secado podemos ejercer un estímulo mecánico no deseado con esta técnica. Es de interés, comenzar con abluciones parciales antes de realizar las totales.

Duchas y chorros

En esta técnica el agua es proyectada con determinada presión y temperatura, aplicándose sobre toda o parte de la superficie corporal. Por tanto, esta técnica posee tanto un efecto mecánico como térmico. La ducha puede ser caliente, fría o alternativamente caliente y fría (ducha escocesa, con efecto vasomotor). Las calientes son hiperemiantes y analgésicas y las frías y templadas, son refrigerantes y tonificantes. Según la forma de salida del agua pueden ser: en chorro, filiformes o en abanico.

- **Escocesas:** con presión, cambio de temperatura.

- **De Vichy:** ducha filiforme con masaje.

- **De Kneipp:** sin presión, con abundante caudal y generalmente frías.

Masaje subacuático

El masaje de chorro a presión bajo el agua, representa una combinación de estímulos térmicos y mecánicos. Se basa en la utilización de un chorro a presión sobre una zona determinada del cuerpo, estando ésta sumergida. La temperatura de aplicación del chorro puede ser mayor, menor o igual a la del baño, siendo la presión del chorro entre 1-5 atmósferas (generalmente se trabaja a 1,5-2 atmósferas) para producir un hidromasaje. En este tipo de aplicación, lo más importante es la presión y en segundo lugar la temperatura.

La dosificación es regulable mediante: la cantidad de agua que sale por minuto de la manguera, el diámetro de la boquilla, la temperatura del chorro de tratamiento, el ángulo de aplicación del chorro y por la distancia entre la boquilla y la piel del paciente (normalmente unos 20 cm).

En el tratamiento, si deseamos obtener un estimulo térmico de relajación adicional, la temperatura del chorro deberá ser más alta que la del agua de la bañera y si el estímulo buscado es tónico, la temperatura será menor.

El chorro debe seguir la dirección de las fibras musculares, evitándose su aplicación directa sobre prominencias óseas, articulaciones o estructuras susceptibles de ser irritadas por el estímulo mecánico.

- **Baños de remolino:** El agua está caliente, y en agitación constante, por la inyección de un chorro de agua subacuático, produciendo un micromasaje de carácter mucho más suave que el masaje subacuático. Se utiliza, como medio de preparación del paciente para otras técnicas hidroterápicas.

- **Masaje con hielo:** Obtenemos un efecto analgésico por el intenso frío que se suma a la acción del masaje. Se utiliza en las contracturas musculares y para relajar la tensión muscular. Se aplica a intervalos cortos para evitar la congelación local, también ha de evitarse ejercer una presión excesiva.

Veamos, en las páginas siguientes y con mayor detenimiento, cada una de las diferentes técnicas.

Efectos de la hidroterapia

Los efectos terapéuticos del agua son básicamente cuatro: un efecto mecánico, un efecto térmico, el efecto general y el de carácter psicológico.

El efecto mecánico

El hombre, al sumergirse en el agua, experimenta nuevas formas físicas que son el factor hidrostático, el hidrodinámico y el hidrocinético.

- **Factor hidrostático:** La presión que ejerce un líquido sobre un cuerpo sumergido es igual al peso de la columna de líquido situada por encima de ese cuerpo y directamente proporcional a la profundidad de inmersión y a la densidad del líquido. Esto significa que el cuerpo sumergido en el agua sufre una reducción relativa del peso. Si el peso del cuerpo es menor al empuje, el cuerpo flota, si es igual permanece en equilibrio, mientras que si es mayor se hunde. Este principio hidrostático proporciona beneficios en la inmersión:

  - Descarga de miembros y permite la carga precoz (dentro de una piscina).

  - Asiste a la movilización activa en caso de debilidad muscular.

  - Redistribuye el flujo sanguíneo, facilitando el retorno venoso de miembros inferiores.

- Mejora la propiocepción a través de los estímulos exteroceptivos proporcionados por la presión hidrostática.

- **Factor hidrodinámico:** Un cuerpo dentro del agua sufre una resistencia de esta que se opone a su avance. La resistencia está relacionada con la naturaleza del líquido, las fuerzas de cohesión, la tensión superficial, la viscosidad y la densidad. También influyen la superficie del cuerpo y el ángulo de incidencia. Esto significa que la movilización rápida en el agua no es fácil, y que ese ir más lento del cuerpo dentro del agua permite una mayor relajación muscular y la inhibición de los reflejos de estiramiento de los músculos antagonistas. En el movimiento dentro del agua es preciso vencer la resistencia hidrodinámica y la resistencia debida a las turbulencias.

  - El movimiento lento no encuentra resistencia apreciable, es decir, a mayor velocidad, mayor resistencia.

  - El aumento de la superficie aumenta el trabajo muscular y la resistencia.

  - La oposición a una corriente de agua permite un trabajo muscular isométrico, sin movilización articular.

- **Factor hidrocinético:** Hace referencia a usar el agua en función de un componente de presión, bien al aplicar una proyección de agua contra el cuerpo (duchas y chorros, en los que influye la presión del chorro del agua, el calibre y el ángulo de incidencia), bien por una agitación del agua. Aquí el agua, aparte del efecto por presión, así como por la temperatura o la inmersión, va a ejercer un masaje sobre la superficie corporal.

Hay muchas más indicaciones que se incluyen dentro del factor mecánico de la hidroterapia como son la mejora de la propiocepción y el equilibrio, mejora del estado emocional y psicológico, mejora del retorno venoso, relajación muscular y reeducación respiratoria.

El efecto térmico

Se trata del efecto más utilizado. Se relaciona con las distintas formas de propagación e intercambio de calor entre el cuerpo y la temperatura del cuerpo. Cuanto más caliente esté el agua, tendrá efectos más analgésicos que causarán una acción vasodilatadora y con ello una disminución del tono muscular. Otro efecto es el sedante, siempre que la temperatura no sea muy elevada, en caso contrario producirá insomnio y excitación. El agua caliente aumentará la elasticidad, disminuyendo la rigidez articular y ayudando en la curación de úlceras y heridas.

El agua fría, por el contrario, tiene tendencia a producir una vasoconstricción. Las indicaciones del agua fría son principalmente la analgésica y la relajante muscular, lo que lleva a estar indicada para patologías como la hemiplejía o la esclerosis múltiple. También está indicada en procesos inflamatorios como la gota.

TEMPERATURA	TIPO DE AGUA	EFECTO
1 - 13° C	Muy fría	Estimulante y tónica
13 - 18° C	Fría	Estimulante y tónica
18 - 30° C	Tibia	Sedante
30 - 35° C	Indiferente	Sedante
35 - 36° C	Templada	Sedante
36 - 40° C	Caliente	Sedante, relajante, analgésica
40 - 46° C	Muy caliente	Sedante, relajante, analgésica

Efecto general

Todas las prácticas relacionadas con la hidroterapia ejercen una determinada acción sobre la firmeza de los tejidos y la hidratación de la piel.

El baño frío o la fricción que uno se aplica a uno mismo significa una buena ocasión para el desarrollo de la voluntad y del valor físico. Además tiene un efecto directo sobre el dolor y el hecho de luchar contra ello disminuye su impacto forzosamente.

Efecto psicológico

La hidroterapia tiene un efecto psicológico. El agua facilita el movimiento o disminuye las resistencias, de manera que el individuo ejecuta movimientos o acciones que de otra manera no podría realizar.

Mientras que el agua fría provoca sensación de estímulo o vigilia, el agua caliente provoca un estado de somnolencia, sedación y sueño.

Aplicaciones más comunes

Las aplicaciones de hidroterapia se pueden dividir de múltiples maneras. Una de ellas es según la intensidad del estímulo aplicado al cuerpo. Como estímulos suaves encontramos los lavados, los baños de pies y brazos a temperaturas ascendentes, baños de contraste, chorros fríos sobre una sola articulación, fricciones y envolturas segmentarias. De intensidad media son los baños de asiento o de medio cuerpo, los baños de vapor, sauna y envolturas de cuerpo entero con una duración media. Los de gran intensidad son los chorros de presión fríos o muy calientes, el baño hipertérmico, el baño de vapor, el baño intestinal y las envolturas húmedas de todo el cuerpo de larga duración. Otra de las divisiones es la forma en la que se aplican las propiedades del agua, ya sea en forma de baños, duchas y compresas.

Compresas

Las compresas se confeccionaban antaño con tela de hilo o algodón ya que eran de naturaleza absorbente. Actualmente se recomiendan los trapos de cocina limpios o una sábana pequeña y su aplicación debe durar entre tres cuartos de hora y una hora.

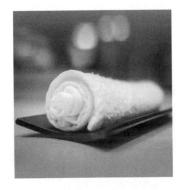

- **Compresa aplicada en la parte superior**

Sirve, especialmente, para expulsar los gases retenidos en el estómago y el abdomen. Por tanto está indicada contra molestias como la aerofagia o el meteorismo. La compresa debe ser lo bastante larga y ancha como para cubrir la parte delantera del cuerpo, desde el cuello hasta la parte inferior del abdomen.

La tela se sumerge en agua fría, se escurre bien y se aplica al paciente, que debe estar tendido y de costado. Sobre la tela se coloca una manta de lana o una tela doblada en dos o tres dobleces. El conjunto se debe tapar con un edredón o un nórdico.

La compresa abdominal resulta muy eficaz contra los dolores gástricos y los retortijones.

- **Compresa aplicada en las extremidades inferiores**

Aplicada en las extremidades inferiores, la compresa sirve para fortalecer la columna y la médula espinal, alivia los dolores de espalda y evita las hemorragias cerebrales.

Debe prepararse de la misma forma que la que se emplea en la parte superior del cuerpo.

Baños

Los baños fríos son la base de la hidroterapia. Los calientes se utilizan para transmitir al cuerpo, a través de la piel, los principios activos de las plantas medicinales.

Según Kneipp, tras un baño de agua caliente hay que aplicar siempre agua fría. El agua caliente tiene un efecto emoliente y abre los poros de la piel, lo que permite la absorción de los principios activos de los vegetales, mientras que el agua fría tiene un efecto astringente y cierra esos poros.

- **Baños de pies frío**
  Consiste en sumergir los pies en agua fría entre uno y tres minutos. El agua debe estar lo más fría posible, pero sus efectos son poderosos: ayudan a descongestionar el dolor de cabeza y da una sensación de relajación en las extremidades inferiores. También ayuda a conciliar el sueño por la noche y a despertarse de manera vigorosa por la mañana.

- **Baños de pies caliente**
  La temperatura del agua debe estar entre 25º y 26º a la que se puede añadir un puñado de sal gruesa. El baño puede durar entre diez y quince minutos y sus efectos positivos mejoran la circulación sanguínea, los dolores de cabeza y los calambres. También resulta muy eficaz contra los esguinces de tobillo y las hinchazones en general.

- **Los baños de asiento**
  Los baños de asiento son métodos curativos en general para las afecciones relacionados con la zona del bajo vientre. Se trata de un baño de agua caliente o templada que cubre cadera o glúteos y tiene fines curativos o de limpieza.

  El baño puede durar uno entre uno y dos minutos y facilita la expulsión de los gases intestinales, acelera las digestiones pesadas, favorece la expulsión de las heces, regula la circulación de la sangre y fortalece el conjunto del organismo.

También es una interesante propuesta para quienes gozan de buena salud, ya que sirve para combatir el frío y los cambios bruscos de temperatura. A menudo se recomiendan para aliviar el dolor y acelerar la curación después de una cirugía de hemorroides.

Quienes padecen de insomnio y se despiertan de noche deberían recurrir a un baño de asiento frío, ya que le puede servir para conciliar el sueño y liberarse del insomnio. Los baños de asiento actúan directamente en la piel y las mucosas de los genitales y el ano, beneficiándolos. También estimulan la circulación en los órganos bajo el abdomen, como el intestino grueso, la vejiga, etc. El baño de asiento de agua fría se prepara llenando el bidet con agua fría hasta la cuarta o quinta parte de su altura total. La persona debe sentarse desnuda dejando que el agua cubra desde la parte posterior del muslo hasta los riñones, mientras que el resto del cuerpo debe quedar fuera. Es recomendable tomarlo tres veces a la semana como máximo, ya que en exceso puede causar algún problema.

El baño de asiento de agua caliente se prepara con algún ingrediente adicional al agua. Se suelen usar flores de heno, cola de caballo o bien avena para su elaboración. En el primer caso, las flores de heno, sirven para las inflamaciones del bajo vientre, para hinchazones o pequeños tumores. La cola de caballo sirve para luchar contra los ataques de reuma y las molestias en riñones o vejiga, como los cálculos. Los baños de avena, en cambio, están indicados para el mal de gota.

Los baños de asiento

Los de agua fría son de duración corta, entre cinco y diez segundos. Se usan en:

- Estreñimiento crónico.
- Insomnio.
- Hemorroides.
- Inflamaciones de la región anal.

Los baños de temperatura creciente se usan en casos de:

- Amenorreas.
- Prostatitis crónica.
- Espasmos intestinales.
- Espasmos de las vías urinarias.

- **Los baños de cabeza**

  Se trata de un procedimiento que consiste en sumergir la cabeza en un recipiente de agua fría primero y luego en otro de agua caliente a continuación. Se empieza con un minuto en el agua fría y luego en agua caliente entre cinco y siete minutos. Tras este baño, el pelo debe secarse de manera cuidadosa, cubriendo la cabeza con una toalla para que la cabeza se pueda mantener caliente en todo momento.

  Son baños especialmente indicados para personas que padecen dolores de cabeza o que tienen abscesos o úlceras en el cuero cabelludo.

- **Los baños oftalmológicos**

El baño de ojos, tanto frío como caliente, fortifica y refresca todo el sistema visual. Es un excelente emoliente para los ojos.

Debe sumergirse la cara con los ojos abiertos durante quince segundos. Dejar secar unos segundos y volver a sumergir quince segundos más.

Baños de manzanilla para ojos cansados

Cuando hierve el agua, se echa una cucharadita de manzanilla y en seguida se saca la infusión del fuego, dejándola en reposo durante cinco minutos.

Después se cuela, y cuando está tibia se realiza el baño ocular. Para ello son muy prácticas una especie de bañeritas diseñadas para este fin que venden en las farmacias. Al principio, molesta un poco el abrir los ojos dentro, pero tras la primera impresión no se siente la menor molestia. Este baño es muy saludable para los ojos fatigados, pues además de fortalecerlos los limpia de la suciedad que haya podido introducirse durante el día. Otras hierbas indicadas para preparar baños o compresas que alivien los ojos cansados son las semillas de hinojo, las flores de maíz, las hojas de fárfara, las hojas de borraja, y las flores de saúco.

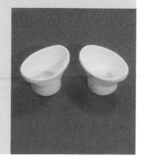

- **Los baños de vapor**

Los beneficios del baño de vapor son muy numerosos: desintoxica la piel, purifica el organismo, dilata los bronquios, regula la presión sanguínea y mejora el ritmo cardiaco y circulatorio.

Es conveniente que tras un baño de vapor se suceda una afusión de agua fría con el fin de cerrar los poros de la piel, que se habrán abierto con el vapor.

- El baño de vapor mejora la circulación cardiovascular, una mayor velocidad circulatoria elimina más deprisa las toxinas del organismo.

- El cuerpo caliente respira para enfriarse, utilizando las glándulas sudoríparas y manteniendo la respuesta del sudor para favorecer la regulación termal fuera del baño.

- El baño de vapor mejora la hidratación de la piel, produciendo una limpieza profunda.

- También alivia el dolor y elimina las molestias, ya que el vapor permite la emisión de endorfinas y calienta las articulaciones rígidas.

- El baño de vapor ayuda a relajar el cuerpo y contribuye a dormir mejor en aquellas personas que padecen insomnio.

- Es muy útil para aliviar las molestias de la artritis, ya que el vapor reduce los efectos de esta dolencia.

Las duchas

Las duchas, según Kneipp, deben realizar siempre con agua fría. Se trata de un tratamiento que se ha empleado durante miles de años como un tratamiento natural de salud y bienestar general. La fuerza del agua fría hace que el corazón lata más deprisa y los músculos tengan mayor flexibilidad. El agua caliente, por el contrario, mueve la sangre hacia la superficie de la piel. Al alternar agua caliente y fría durante una ducha se estimula y mejora la circulación y el sistema nervioso.

- **Las duchas de agua fría**

  - Las duchas de agua fría mejoran el humor, disminuyen el estrés y ansiedad, y alivian cualquier depresión. Esto es debido a que se estimula la secreción de noradrenalina en el cerebro.

  - Es un excelente estimulante energético por las mañanas, ya que hace que el corazón empiece a latir más deprisa y las terminaciones nerviosas de la piel se activen al tiempo.

  - Los baños fríos son empleados por los deportistas para reducir las inflamaciones tras una sesión de entrenamiento.

  - En general, las exposiciones al frío mejoran la capacidad de controlar el estrés.

  - Las duchas de agua fría fortalecen el sistema inmunitario, los dolores crónicos y la función renal.

- Mejora las funciones del sistema linfático. Este es el responsable de transportar los desechos de las células y combatir los agentes patógenos. Las duchas frías provocan la contracción de todo el cuerpo y evitan que el líquido se acumule en las extremidades, lo que puede resultar peligroso para la salud.

- **Las duchas de agua caliente**

  - El agua caliente actúa como descongestionante natural, lo que alivia las molestias de la nariz y ayuda a limpiar las mucosas.

  - Permite que se dilaten los capilares sanguíneos y así se estimule el intercambio entre la sangre y las células. Cuando la sangre fluye los poros se dilatan, de manera que las glándulas sudoríparas expulsan más sudor y se eliminan toxinas. Al aumentar el riego sanguíneo se acelera la limpieza y drenaje de la piel, purificando los tejidos.

  - El agua caliente ayuda a mejorar algunas enfermedades de la piel, como la dermatitis o la psoriasis. Una inmersión en un baño caliente es la mejor forma de aliviar problemas musculares ya que ayuda a relajar los músculos, calmar molestias, dolores y promover un bienestar general.

  - Otro de los beneficios de un baño de agua caliente es poder salir de la ansiedad y el estrés. No en vano el baño es un poderoso aliado para aquellas personas que tienen problemas para conciliar el sueño. El baño ayuda a mejorar la energía física y la alerta mental, consiguiendo un efecto vigorizante adicional.

- La afusión sobre la parte superior del cuerpo se hace con el paciente tendido sobre una camilla. Es recomendable no dirigir el agua directamente sobre la columna ya que en según qué pacientes puede resultar doloroso. Se debe empezar sobre la parte posterior de las rodillas e ir subiendo progresivamente hacia la espalda. Esta se enrojecerá debido a la afluencia de sangre provocada por el agua.

Fricciones

La fricción es un lavado rápido de todo el cuerpo con una toalla o bien un trozo de tela. Se suele realizar con agua fría en una habitación caldeada.

Las fricciones frías deben limitarse a la zona de la espalda y se aplican con el fin de estimular la circulación sanguínea y fortalecer el cuerpo de cara a combatir los enfriamientos y las afecciones de las vías respiratorias.

Se empapa una toalla con agua fría, se escurre y se extiende sobre la espalda. Entonces se fricciona la espalda repetidas veces, de arriba abajo y con las palmas de la mano hasta que se caliente. Por último, se frota la espalda con otra toalla hasta que se seque y se deja a la persona reposar varios minutos.

Envolturas

En las envolturas, el cuerpo o una parte del mismo se recubre con una tela seca tras la aplicación de una fricción o bien con una tela húmeda que puede ser de hilo o de lana.

Se trata de una terapia que conviene realizarla por la mañana y, una vez finalizada, el paciente debe ser secado y abrigado durante una hora, con el fin de que mantenga el calor en el cuerpo.

Las envolturas pueden ser con agua fría o caliente. Las primeras disminuyen la temperatura corporal y se aconsejan para combatir la fiebre, los hematomas o los esguinces. Las envolturas con agua caliente se aplican sobre media hora y se suele mezclar el agua caliente con plantas aromáticas o aceites esenciales.

Se puede envolver la cabeza, el cuello, los pies, las rodillas, la mitad inferior del cuerpo o la mitad superior.

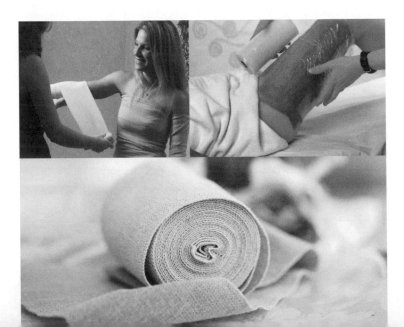

Tipos de envolturas

- **Absorbentes de calor:** Indicadas para descender la temperatura corporal en casos de fiebre, hematomas, esguinces. Esta envoltura debe retirarse una vez se caliente.

- **Productora de calor:** Indicadas para producir sudoración, se utilizan en casos de insomnio y dolor de cabeza, se debe retirar en el momento en que se empieza a sudar.

- **Sudorífica:** Se diferencia de la productora de calor en que no se retira en el momento de comenzar a sudar, se mantiene y así se abriga más al paciente para aumentar mucho más la sudoración, indicado para enfermedades infecciosas.

- **Envolturas húmedas calientes:** Duración de la aplicación entre 30 y 35 minutos.

- **Envolturas secas:** Pueden ser frías o calientes.

- **Emplastos:** Son envolturas a las que se les añade barro, resina, fangos aumentando sus efectos terapéuticos.

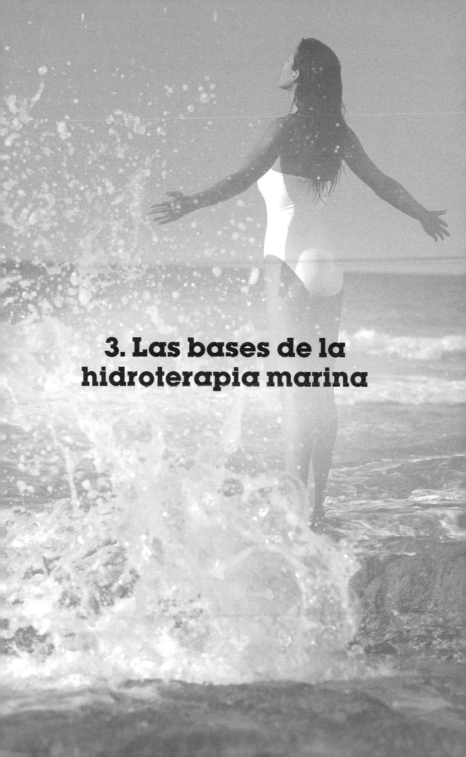

3. Las bases de la hidroterapia marina

Cuando se toma un baño de sal, los minerales penetran en la piel en forma de iones, lo que produce un crecimiento natural de las células del organismo. Así, se equilibran puntos débiles desde el punto de vista bioenergético y el flujo de energía del cuerpo se activa.

Un baño de sal tiene un poderoso efecto desintoxicante. Para conseguir un efecto óptimo, la concentración de sal debe ser la ideal y que debe estar en torno al 1%, similar a la de los fluidos corporales. Esto significa que se traducen en 10 g de sal por litro de agua.

Para evitar usar la energía del cuerpo, el agua debe estar a 37° aproximadamente. La ventaja es que el agua permanecerá siempre a la misma temperatura, dado que la composición biofísica de la sal es tan fuerte que provoca que las moléculas se muevan a un ritmo constante. En cualquier caso no es recomendable añadir ningún aditivo, ni jabón, ni aceites minerales. Sí se pueden añadir unas gotas de aceite esencial. Es recomendable que el baño dure entre 20 y 30 minutos, no hay que aclararse con la ducha, simplemente secarse con una toalla para que permanezca el efecto de las sales.

El plasma de Quinton

Se trata de uno de los mejores regeneradores de los mecanismos celulares que existen. Recogido a más de treinta metros de profundidad y diluido con agua de manantial en proporción de dos a cinco, se esteriliza posteriormente en frío con un filtro.

Tradicionalmente se ha empleado para corregir problemas de próstata, psoriasis, quemaduras, alopecia, artritis, osteoporosis, bronquitis, asma, gingivitis, problemas gastrointestinales o desequilibrios del sistema nervioso central, entre otros.

Quinton demostró que resultaba imposible reconstituir el agua de mar. Experimentó con ello haciendo evaporar un litro de agua de mar en un litro de agua destilada y resultó que todas las sales marinas excepto los residuos insolubles se hallaban en el agua reconstituida. Al inyectar esta solución a su perro puso de manifiesto su toxicidad. Esto demostraba que el agua de mar no puede reconstituirse a partir de las sales marinas que se extraen de ella.

Los primeros experimentos de Quinton con animales demostraron que se puede sustituir toda la sangre del cuerpo por plasma isotónico. El animal no sólo sobrevive a la operación sino que además mostraba mayor vitalidad, salud y vigorosidad.

En muchos países se sigue utilizando actualmente el plasma de Quinton de la misma manera que lo empleó el científico francés. Su impresionante capacidad para renovar, purificar y regenerar el fluido interior del organismo lo hace fundamental para el equilibrio vital del cuerpo.

Quinton nos aproximaba con sus ideas al origen del hombre y de su salud a partir del llamado equilibrio holístico.

Ya se trate de hidroterapia en general o bien de hidroterapia marina, los trabajos de Kneipp y Quinton son importantes referencias en la medicina alternativa contemporánea. Tanto en hidroterapia como en talasoterapia han surgido en los últimos años procedimientos mecánicos inspirados en las curas llevadas a cabo desde siempre en las termas, que añaden a las virtudes del agua dulce o salada las del masaje en los tejidos. Sus principios forman la base de la hidroterapia.

La talasoterapia termal

La utilización de baños marinos con fines terapéuticos se remonta a las más antiguas civilizaciones. Herodoto o Hipócrates aconsejaban baños de mar como fuente de salud. Los primeros ensayos terapéuticos fueron realizados por eminentes médicos ingleses, como el doctor Russell, pero fue en Francia donde sus trabajos de divulgaron ampliamente. En el año 1760 Richard Russell publicó *The use of sea water in the diseases of glands* (El uso del agua de mar en las patologías de las glándulas), el primer tratado sobre terapia con agua de mar. Durante el siglo XVII y en las playas, se abrieron numerosos establecimientos donde se practicaban curas marinas.

La talasoterapia tuvo un claro artífice en el siglo XX, fue el cicista Louison Bobet. Tras un infortunado accidente de bicicleta, vio cómo se recuperaba rápidamente en un lugar que trabajaba con agua marina. De ahí que decidiera abrir su propio centro de talasoterapia.

Louison Bobet

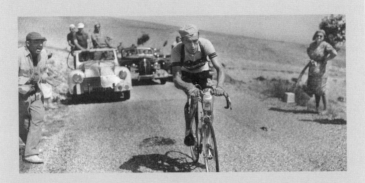

Louison Bobet o Louis Bobet nació el 12 de marzo de 1925 en Saint Méen le Grand. Ciclista francés profesional de 1947 hasta 1961, ganó ciento veinte y dos carreras durante este periodo y consiguió el titulo de campeón del mundo en 1954.

De Bobet se cuenta que fue un pionero del entrenamiento científico, que favorecía más la velocidad que la resistencia, al contrario de lo que predominaba en la época. También cuidaba su alimentación y era metódico a la hora de preparar sus entrenamientos, así como en la alimentación que seguía.

Después de su retirada en 1961 sufrió un grave accidente de automóvil que le produjo una fractura de fémur y otra de tobillo. Tras ello, enfocó su vida hacia los negocios y se convirtió en un próspero empresario. Fundó el Instituto de Talasoterapia de Quiberon en 1964, y se instaló en 1970 en Biarritz, aparte de abrir más centros de rehabilitación por toda Francia.

El agua del mar contiene prácticamente todos los elementos químicos de la tabla periódica, aunque el cloruro sódico es el elemento principal. El resto son sulfatos, bicarbonatos, magnesio, calcio, bromo, boro, flúor y hasta 79 oligoelementos más. Su composición y concentración de sales mineras y oligoelementos es casi idéntica a la del plasma sanguíneo de las personas.

Efecto terapéutico del agua del mar

El mar es rico en iones negativos, partículas que producen en el ser humano la sensación de relajación y favorecen la producción de serotonina, lo que da gran bienestar en el ser humano.

Por vía externa se aplica como lo realizan los balnearios y spas. Mientras que por vía interna se puede administrar bebida y a través de las vías respiratorias en forma de nebulizadores o bien aerosoles.

También proporciona unos efectos térmicos y mecánicos. La sensación de frío que da la inmersión en el mar otorga una vasoconstricción periférica y una vasodilatación interna al tiempo que el sistema nervioso se estimula y tonifica. Los efectos mecánicos vienen dados por la acción de compresión y empuje y el masaje pasivo de las olas del mar, lo que resulta muy indicado para la insuficiencia venosa, además de ser un beneficioso ejercicio para el sistema músculo-esquelético.

El objetivo de la talasoterapia es que las personas que acuden a tomar baños de agua salada a uno de estos centros alcancen una mayor calidad de vida. Sus tratamientos curativos o preventivos aportan una mayor bienestar general y enseñan, a la postre, a tomar las cosas con una mayor calidad de vida y a ocuparse más y mejor de uno mismo.

El clima marino

Los beneficios que se pueden extraer de una sesión de talasoterapia son distintos según el clima y la estación del año. Así, en España:

- A orillas del Atlántico el clima es tonificante pero suave debido a la corriente del Golfo.

- En el Cantábrico el clima es más severo, por lo que la cura puede resultar vivificante y propensa al fortalecimiento, de manera que es muy adecuada para deportistas que estén preparándose para una competición.

- En el Mediterráneo la talasoterapia se asocia a eliminar el estrés y el cansancio. El clima se considera sedante y resulta muy adecuado para los organismos fatigados o debilitados.

Una cura en pleno invierno le puede servir al cuerpo para iniciar la primavera en plena forma, mientras que la cura durante el verano es muy productiva para liberar tensiones de todo el año.

El mar actúa siempre como regulador de las temperaturas, haciéndolas menos extremas. La humedad relativa, más alta y constante y las brisas y vientos marinos también proporcionan estabilidad a la temperatura. Junto al mar la presencia de oxígeno y aire es mayor, por tanto se considera más puro. Eso hace que se estimulen las funciones orgánicas y se relaje la mente.

El sol también puede utilizarse con fines terapéuticos, siempre que se aplique de forma sistemática, con la debida protección y en horas de baja intensidad. Sus efectos adversos -quemaduras, reacciones cutáneas, tumores- son muy habituales hoy en día debido al agujero de la capa de ozono. La exposición al aire marino, por su parte, sirve para contraer los vasos capilares en un primer momento y dilatarlos después, lo que sirve para favorecer la circulación de la sangre y la transpiración de la piel.

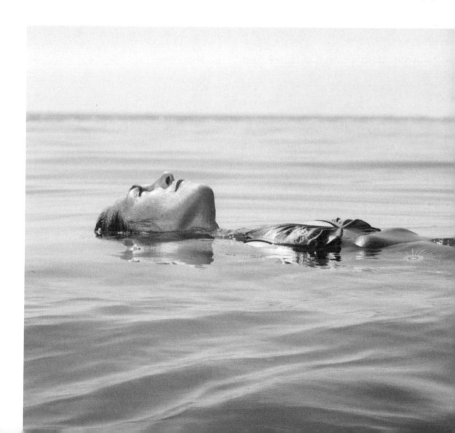

Algunas enfermedades están contraindicadas ante una cura de talasoterapia: por ejemplo las cardiovasculares, las flebitis, algunas enfermedades infecciosas o alérgicas, las enfermedades de tiroides y ciertos trastornos psiquiátricos.

En ciertos establecimientos se emplean las algas marinas para algunos tratamientos. Su composición es muy similar a las células del cuerpo humano. Su gran aportación es que se nutren del agua del mar por ósmosis, por lo que captan y almacenan gran cantidad de elementos marinos, lo que constituye una inmensa fuente de salud. También el plancton marino resulta de vital importancia por su gran riqueza. Hay dos tipos de plancton:

- El fitoplancton o plancton vegetal, que se encuentra en aguas costeras y precisa de luz solar para realizar la fotosíntesis.

- El zooplancton, constituido por microorganismos de origen animal y por las fases larvarias de otros organismos adultos.

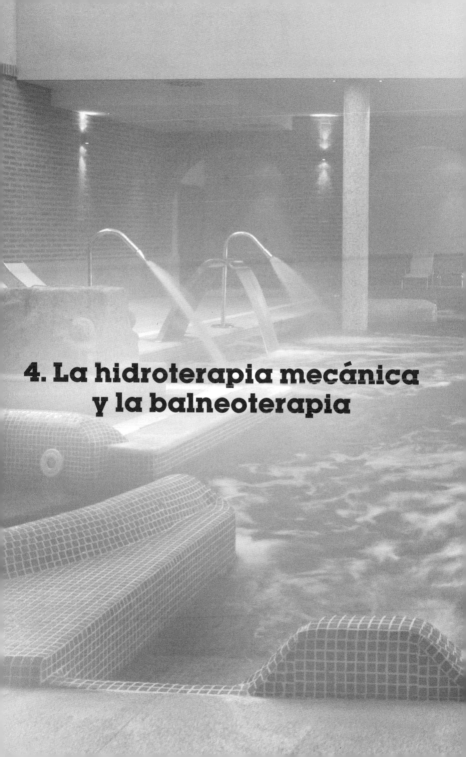

4. La hidroterapia mecánica y la balneoterapia

Por hidroterapia mecánica se conocen los procedimientos que asocian las propiedades del agua y de su temperatura con las acciones mecánicas, esto es, los chorros proyectados sobre la piel o bien las olas artificiales. Un ejemplo claro de ello son las columnas, cabinas de hidroterapia y las bañeras en las que un sistema mecánico remueve el agua o bien provoca olas.

El agua puede tener un efecto estimulante o bien relajante dependiendo la temperatura que se emplee en el baño o ducha.

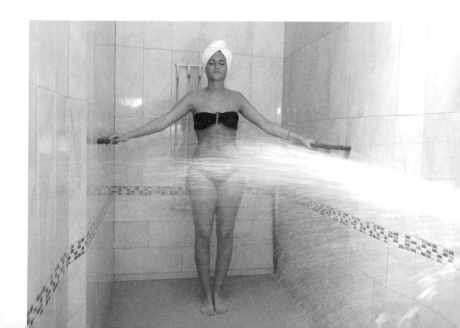

Aplicaciones de la hidroterapia

Las aplicaciones de hidroterapia se pueden dividir por la intensidad del estímulo aplicado al cuerpo en: estímulos suaves, de intensidad media y de gran intensidad.

- **Estímulos suaves:** en lavados, fricciones, baños de pies y brazos a temperaturas ascendentes, baños de contraste, chorros fríos sobre una sola articulación y envolturas por fragmentos.

- **Estímulos de intensidad media:** en baños de asiento o de medio cuerpo a temperatura fría, ascendente, calientes o de contraste, baños de vapor, sauna y envolturas de cuerpo entero con una duración media.

- **Estímulos de gran intensidad:** Como el baño hipertérmico, el baño de vapor, el baño intestinal, las envolturas húmedas de todo el cuerpo de larga duración y los chorros de presión fríos o muy calientes.

- Las aplicaciones de agua fría no son aconsejables para las personas que son muy sensibles a los cambios de temperatura, las que tienen las extremidades frías y las que padecen incontinencia urinaria.

- El agua fría se considera que provoca una intensa estimulación y se emplea en la mayoría de los métodos de Kneipp. Suele estar entre 10º y 15º C.

- El agua fresca provoca una intensa estimulación y suele estar entre los 16º y los 23º.

- El agua ligeramente tibia se sitúa en una horquilla entre los 24º y los 27ºC y provoca una intensa estimulación. Se emplea para las afusiones de personas muy debilitadas. Las aplicaciones de agua caliente no son aconsejables para las personas que sufren diabetes, esclerosis, hipertensión y problemas cardiacos en general. Ni tampoco son convenientes para las mujeres embarazadas.

- Se considera que el agua caliente está entre 35º y 37ºC y su función es provocar una ligera estimulación y favorecer la relajación muscular.

- El agua muy caliente se sitúa entre los 38º y los 42ºC, provocando una intensa estimulación seguida de una relajación muscular profunda.

- Y el agua ardiente se considera que está por encima de los 42ºC y hasta los 45ºC, que resulta muy difícil de soportar para la mayoría de las personas.

Las reacciones del organismo a las aplicaciones hidroterápicas a distintas temperaturas son:

- **En el sistema vascular:** Si la temperatura es de 18ºC en una primera fase el cuerpo pasa por un momento de palidez y piloerección para pasar a un enrojecimiento cutáneo más tarde y una sensación de bienestar.
  Si la temperatura está entre 36 y 38ºC se produce sensación de calor, hiperemia y bienestar general.

Cuando la temperatura es mayor de 39ºC el cuerpo humano en una primera fase pasa por una fase de palidez, sensación de presión y dolor. En una segunda fase el cuerpo padece hiperemia y sensación de mucho calor que va reduciendo hasta una sensación de bienestar.

- **En el sistema cardiocirculatorio:** El agua fría disminuye la actividad cardiaca y aumenta la presión arterial, produciendo una vasoconstricción. El agua caliente aumenta la frecuencia cardiaca y produce una vasodilatación. Dependiendo del tipo de aplicación, los baños completos aumentan la presión venosa e incrementa el aporte sanguíneo.

- En el sistema respiratorio las aplicaciones frías o calientes producen una profunda y duradera inspiración. Las de agua fría de larga duración producen una respiración profunda y rápida mientras que de agua caliente van a producir respiraciones profundas pero más superficiales. Una de las primeras fases de cualquier tratamiento respiratorio consiste en baños completos que faciliten los movimientos espiratorios y dificulten los inspiratorios.

- Las aplicaciones de agua fría incrementa los glóbulos rojos, la viscosidad y la concentración de la sangre, mientras que las aplicaciones de agua caliente bajan el nivel de hemoglobina y los leucocitos.

- El agua fría produce hipertonía muscular en el sistema músculo esquelético y aumenta la excitabilidad de los nervios mejorando la capacidad muscular. En cambio, los baños de agua caliente producen hipotonía muscular y disminución de la excitabilidad muscular, lo que se traduce en una mayor relajación de la musculatura.

- El agua fría actúa directamente sobre el sistema nervioso simpático, mientras que el agua caliente actúa sobre el parasimpático. Curiosamente, el agua muy caliente actúa sobre los dos sistemas.

- El agua caliente incrementa la motilidad intestinal y la función estomacal, estimulando la secreción biliar y mejorando la función renal. Con ello aumenta la diuresis. En cambio, el agua fría disminuye la motilidad intestinal y el tracto digestivo. Las aplicaciones externas de calor relajan las fibras musculares, disminuyendo los cólicos y el estreñimiento. El agua fría se indica para los casos de intestino perezoso, atonía o flacidez del útero, atonía vascular, etc.

Contraindicaciones de la hidroterapia

- Casos de patología cardiaca, vascular periférica y respiratoria severa.
- Pacientes con algún tipo de infección.
- Estados febriles producto de enfermedades agudas.
- Estados de debilidad extrema.
- Incontinencia de esfínteres.
- Enfermedades de la piel.
- Personas hipotensas.

Tratamiento y modos de aplicación

En general debe optarse por aguas tibias o poco calientes cuando se quiera dar prioridad a la acción mecánica del agua.

- **Tratamiento de quemaduras:** El agua fría calma el dolor y contribuye notablemente a la rápida curación de la quemadura.

- **Tratamiento de llagas sangrantes:** El agua fría tiene un efecto vasoconstrictor por lo que frena las hemorragias.

- **Tratamiento de las contusiones:** El agua fría modera la formación de hematomas. Para ello se debe producir una afusión bajo el grifo de una manera localizada.

- Las inflamaciones recientes, las contusiones, las picaduras de insectos o las pequeñas llagas pueden reaccionar favorablemente si tras una afusión de agua fría se aplica una compresa que aportará un alivio rápido.

Un tratamiento prolongado o intenso hace que el tratamiento pierda su eficacia, ya que la hidroterapia con agua fría tiene como objetivo hacer reaccionar el cuerpo para que se caliente rápidamente. Un enfriamiento demasiado intenso o largo puede provocar un accidente grave. La hidroterapia fría en baños locales está indicada en la mayoría de las inflamaciones debidas a accidentes así como en convalecencias de operaciones quirúrgicas. También se recomienda en todos estos casos:

- Fiebres intermitentes.

- Gastralgias y dispepsias.

- Congestiones crónicas del hígado.

- Neuralgias y reumatismos musculares, traumatismos y enfermedades articulares, luxaciones, artritis, etc.

- Tratamiento de enfermedades uterinas.

- Desórdenes de la menstruación.

- Tuberculosis pulmonares y afecciones del corazón.

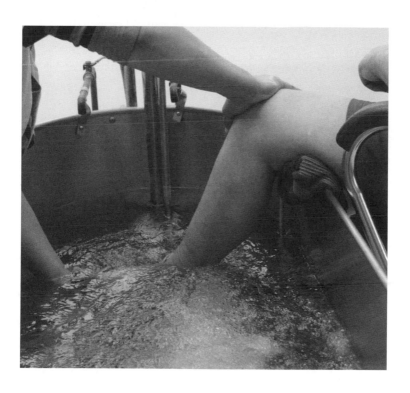

Síndrome de hidrocución

El síndrome de hidrocución es la pérdida súbita de conocimiento o muerte directa de la persona al sumergirse al agua fría. No requiere que el agua entre a los pulmones para provocar el fallecimiento.

Este síndrome se produce porque al sumergirnos nuestro cuerpo dispara una serie de reflejos involuntarios en diferentes sistemas con el propósito de adaptarse al contexto marino. Así, estos reflejos aparecen para mantener al organismo vivo durante más tiempo bajo el agua, disminuyendo nuestro gasto energético.

Uno de los reflejos que se disparan cuando nos sumergimos es el reflejo cardiovascular. Cuando metemos la cabeza en el agua la frecuencia cardíaca disminuye considerablemente y se produce una contracción en los vasos sanguíneos más superficiales para que el cerebro tenga un mayor aporte de sangre. Si bien en los adultos esto no se percibe con claridad, en los niños suele ser más visible.

El reflejo de inmersión ayuda también a conservar la temperatura de la persona: cuando el agua está fría y la temperatura del individuo es alta el reflejo de inmersión es mayor. Con la contracción de los vasos sanguíneos de la piel la transferencia de calor se limita.

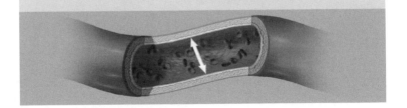

El baño hipertérmico

Se trata de una terapia especial que busca curar una larga lista de males a partir de una elevación inducida de la temperatura corporal. Su aplicación combina agentes naturales como el agua y el calor con el fin de desintoxicarlo e insuflarle mayor capacidad para aumentar sus defensas.

Puede considerarse que Hipócrates, el médico más antiguo de la Antigua Grecia, fue el primero en experimentar que el calor favorecía las terapias médicas y paliaba el desarrollo de las enfermedades. Tras el trabajo de pioneros como Sebastian Kneipp, Vincent Priessnitz y Arnold Rikli se popularizaron los baños de inmersión de medio cuerpo. Pero quien innovó realmente en este campo fue la austriaca Maria Schlenz quien innovó una nueva técnica al elevar la temperatura del agua y comprobar su utilidad medicinal.

Precursora de la hidroterapia

Maria Schlenz (Austria 1881-1946) está considerada la precursora del uso de los baños de hipertermia en medicina natural. Decía que lo más importante de la fiebre en lo fisiológico y bioquímico, es la respuesta de la célula al aumento de calor (hipertermia). Que además se relaciona con el papel intrínseco que juegan las prostaglandinas E1-E2 y otros metabolitos vinculados a la producción de fiebre y a determinados complejos "activadores térmicos".

La hipertermia consiste en provocar un aumento del calor del cuerpo humano mediante métodos artificiales con el fin de llevarlos a un estado similar al de la fiebre, e incrementando la temperatura del cuerpo hasta los 40º. Con ello se impone al cuerpo un mecanismo de defensa natural similar al que crea el organismo cuando se halla en un estado febril, eliminando los microorganismos con una actividad patógena.

A día de hoy los baños de hipertermia se han potenciado y especializado, aumentando su poder de sanación, pero las ventajas son muy numerosas.

- Mayor nivel de circulación sanguínea.

- Expulsión de las toxinas del sistema circulatorio.

- Desinflamación de los órganos.

- Un poderoso efecto analgésico que ayuda a desinflamar músculos y articulaciones, especialmente en los casos de lumbalgias, ciáticas, contracturas del cuello y espalda, escoliosis, etc.

El baño hipertérmico tiene una poderosa acción relajante que ayuda a solventar los problemas de estrés, ansiedad y depresión, así como depurar las sustancias nocivas como el ácido úrico. También se emplean para combatir la gripe y enfermedades derivadas como amigdalitis, faringitis o laringitis.

El baño hipertérmico suele aplicarse en curas intensivas a razón de un baño o dos diarios. Como hemos comentado, provoca una importante eliminación de residuos pero también provoca una cierta aceleración del corazón y por tanto una mayor circulación sanguínea. Por tanto hay que tomar ciertas precauciones con las personas que padecen del corazón y tienen problemas cardiacos. También puede provocar una cierta pérdida de tonicidad de los tejidos, situación debida a que el agua caliente es emoliente por naturaleza. Este es un riesgo que se puede paliar en parte con una afusión o ducha fría inmediatamente después del período de reposo que sigue al baño.

El baño hipertérmico sí tiene una clara contraindicación, y es en el caso de que la persona padezca de varices. Si se da el caso, es recomendable tomar una ducha fría y dirigirla hacia la zona de las piernas después del baño. También favorece mantenerlas en alto durante media hora.

Las aplicaciones de vapor

El vapor se emplea principalmente para provocar la sudoración y limpiar la piel en profundidad. Es muy recomendable para las personas con exceso de grasa en la piel.

Se trata de un tipo de aplicación a la que se le pueden añadir plantas medicinales para aumentar su efecto terapéutico. La temperatura del agua suele estar entre los 40 y los 45 ºC y el tratamiento no debe sobrepasar los veinte minutos. En caso de aplicaciones totales es conveniente reposar posteriormente para evitar cambios bruscos de temperatura después de la aplicación, de modo que se regularice la temperatura corporal del paciente. Una vez normalizada esta, se aplica una ducha fría con el fin de estimular la circulación sanguínea.

Efectos de un baño de vapor

Los principales efectos de un baño de vapor son:

- **Efecto antiinflamatorio**, pudiendo utilizarse en inflamaciones excepto en fase aguda.

- **Efecto analgésico**, se obtiene a los pocos minutos. La intensidad de la analgesia depende del grado de temperatura, el tiempo de aplicación y de las condiciones particulares del paciente.

- **Efecto antiespasmódico**, actúa sobre los espasmos y las contracturas musculares.

- **Efecto tonificante circulatorio**, la termoterapia intensa local puede producir un aumento de la circulación sanguínea.

- **Efecto cauterizante**, el calor aplicado en una zona limitada y con una intensidad muy superior a la tolerancia cutánea, produce la destrucción de los tejidos por quemadura, aunque debe de aplicarse con precaución.

El vapor suele emplearse para que el paciente pueda producir inhalaciones que le ayuden a mejorar su capacidad pulmonar. Como en casi todas las aplicaciones de termoterapia se obtienen magníficos resultados en patologías reumáticas crónicas, para disminuir el dolor localizado, lumbalgias, dorsalgias, cervicalgias, etc. También en caso de contusiones musculares, dolores gástricos, cólicos, laringitis, y en general en cualquier proceso para eliminar toxinas.

Baños y duchas

Los baños pueden usarse como un medio para liberarse parcialmente de la fuerza de la gravedad. Cuando disminuye la fuerza de atracción, las articulaciones se liberan de una sobrecarga que les impide cumplir su función en personas con sobrepeso importante o patologías degenerativas. El agua es un fluido ideal para aportar energía, calor, ya que se convierte en una envoltura ideal que alcanza a todo el cuerpo.

La ducha, como tratamiento preventivo o curativo, es similar a una afusión. Eso sí, la eficacia de la ducha tiene siempre una estrecha relación con la fuerza de los chorros de agua que salen del grifo de la ducha.

Si esta es caliente, tiene un efecto desestresante que favorece el sueño si se toma antes de ir a dormir. Con el agua caliente se produce una mayor distensión nerviosa, mayor relajación muscular.

En cambio, la ducha fría tiene un efecto vigorizante que funciona muy bien por las mañanas. Antiguamente era uno de los principales tratamientos contra la alienación mental. La ducha de hidroterapia proporciona una reacción de sensibilidad que varía según la temperatura del agua. Con el agua fría se excita la sensibilidad periférica, especialmente los vasos superficiales, lo que hace que el sistema nervioso recobre el tono. Al contacto con el agua fría, los vasos periféricos se contraen, palidece la piel y el corazón reduce sus latidos aumentando la presión arterial. Pasados unos momentos la piel se enrojece, baja la presión arterial y el corazón acelera sus latidos. En cambio, se estimula el sistema circulatorio, se atenúan los dolores en las articulaciones y se reducen los efectos del estrés.

Tipos de aplicaciones de duchas

- **Ducha babosa:** En esta técnica de aplicación la presión de salida del agua es casi nula, se busca que el agua caiga uniformemente sobre la zona a tratar, se suele aplicar con temperatura caliente o indiferente y su tiempo de aplicación va desde 10 a 15 minutos, siendo sus indicaciones la sedación y relajación.

- **Ducha de lluvia:** En este tipo de aplicación la salida del agua ya es más polifragmentada. Los orificios deben ser aproximadamente de 1mm de diámetro y a una mayor presión que la ducha babosa. En este tipo de aplicación es conveniente comenzar por los pies e ir ascendiendo hasta los hombros y después ir descendiendo por el lado contrario. La temperatura del agua debe ser indiferente o caliente, y el tiempo de aplicación entre 4 y 5 minutos. La intención de esta aplicación es la sedación y relajación.

- Ducha filiforme: En esta técnica de aplicación la presión a la que sale el agua ya es mayor que en la de la ducha de lluvia, pudiendo alcanzar los 15 kg/cm2. Los orificios de salida son menores (0,5mm de diámetro) y el tiempo de aplicación de 4 a 5 minutos. Está indicado para disminuir las contracturas musculares y conseguir relajación muscular. Hay que tener en cuenta que este tipo de ducha puede ser desagradable para algunas personas.

- **Ducha escocesa de contraste:** Este tipo de aplicación se caracteriza por la variación de temperaturas del agua.

Se inicia con temperatura indiferente, que se va aumentando hasta llegar a los 40° C y luego se va disminuyendo hasta llegar a los 20° C. El tiempo total de aplicación es de 15 a 20 minutos y su efecto es estimulante. Este tipo de ducha se aplica a tres o cuatro metros de distancia.

Duchas de chorros

La duración de cada aplicación dependerá del tipo de paciente. El chorro sin presión significa que el agua cae mansamente sobre el cuerpo del paciente. Se aplica a corta distancia y, en el momento en que el paciente empieza a tener calor y se observa hipertermia, se debe terminar la aplicación. Puede ser a temperatura fría, caliente o alterna y está especialmente indicada en casos de dolores localizados o contracturas musculares.

En los chorros de presión el paciente debe encontrarse a una distancia entre tres y cuatro metros y situarse de espaldas al chorro. Se aplican de forma circular, en eses o en zigzag, siguiendo un recorrido determinado. La duración, entre tres y cinco minutos y están indicados para disminuir las contracturas musculares y estimular la circulación.

Los chorros subacuáticos se realizan con el paciente sumergido hasta la zona que interesa tratar, mientras el chorro se aplica unos 20 cm por debajo de ese punto. Se ha de evitar que el chorro se aplique sobre zonas delicadas o con heridas. Esto va a llevar a una sensación de relajación muscular, sedación, disminución de las contracturas y activación de la circulación.

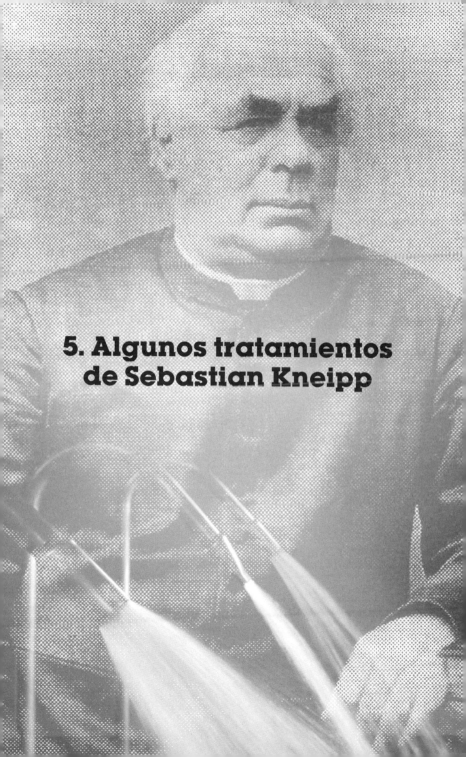

5. Algunos tratamientos de Sebastian Kneipp

Ya sea a través del vapor, en chorros, caliente o fría, el poder terapéutico del agua ayuda a combatir o paliar los efectos de distintas enfermedades.

Inflamaciones de garganta

Sebastian Kneipp observó que, cuando se tiene la garganta inflamada, los pies suelen estar fríos. Eso significa que la sangre trata de afluir allí donde se ha producido la inflamación. Por tanto, lo primero que hay que hacer para curar la inflamación de garganta es atraer la sangre hacia los pies calentándolos.

Para comenzar, es necesario emplear una envoltura fría de pies a la que se debe añadir un poco de vinagre. Por reacción, el cuerpo llevará la sangre a los pies, que pronto se calentarán. Una vez los pies estén calientes, es el momento de calentar el vientre, siguiendo el mismo procedimiento, esto es, cubriéndolo con una compresa fría. Cuando esta se caliente, se vuelve a mojar con una compresa fría, repitiendo esta operación las veces que sea necesario.

Kneipp afirmaba que la sangre es el carburante de cualquier inflamación y, por tanto, lo primero que hay que hacer para apagar un incendio es dejar el fuego sin carburante. Al atraer la sangre a la parte inferior del cuerpo se retira el carburante de la inflamación, por lo que esta disminuye. Llegado el momento, hay que atacar la inflamación de la garganta. Entonces, lo que hacía Kneipp era envolverla con una tela lo más fría posible e insistía en que no se calentara para que la sangre no afluyese a esta parte del organismo y no se reactivara la inflamación.

El agua fría sirve pues para enfriar o calentar según la forma cómo se aplica y el efecto de la hidroterapia consistiría en desplazar el calor en el interior del cuerpo. Por tanto, el frío no sería perjudicial para mitigar una inflamación de garganta, desmintiendo así Kneipp algunos de los tópicos que han prevalecido hasta hoy en día.

Abscesos

Un absceso es una infección e inflamación del tejido del organismo caracterizado por una hinchazón y la acumulación de pus. Los síntomas clásicos de esta inflamación son:

- **El enrojecimiento, la hinchazón y el calor,** producido por la congestión sanguínea local.

- **El dolor:** producido por la comprensión de los nervios locales.

- **Impotencia funcional:** incapacidad de utilizar la región inflamada en su función habitual, probablemente también debido a la congestión.

Un absceso es un episodio que conlleva calor, cuya curación se obtiene enfriándolo mediante envolturas frías que deben irse cambiando cuando se calientan. El frío no solo alivia el dolor sino que además disuelve y extrae la sustancia mórbida del absceso.

Para la maduración del absceso:

- Aplicar calor húmedo.

- Aplicaciones calientes de cataplasma de linaza (entre cinco y diez aplicaciones diarias). Combinar con aplicaciones frías de barro medicinal.

- Si el absceso se produce en manos o pies, se aplicará baño de temperatura ascendente de 20 a 30 minutos de duración.

- Si se decide aplicar un baño hipertérmico se debe hacer entre dos y tres veces por semana, no más.

Artritis reumatoide

La artritis reumatoide es una enfermedad crónica, provocada por el sistema inmunológico, que genera un proceso inflamatorio persistente, que daña por equivocación a los tejidos saludables, provocando dolores intensos, deformidades y destrucción de las articulaciones.

Cuando el cuerpo se sumerge en agua, las articulaciones que soportan peso sufren menos tensión, lo que proporciona al organismo una mayor sensación de confort, relajación y ligereza.

Relajarse con un baño de agua caliente es en sí mismo una manera de terapia, pero para que el tratamiento resulte eficaz el agua debe estar a una temperatura correcta. Si está demasiado caliente o demasiado fría no resultará eficaz e, incluso, puede resultar dañina.

Los tratamientos en estos casos varían según el estado de salud general del paciente, pero incluyen casi siempre la aplicación de parafina caliente en manos y pies, duchas y compresas frías o calientes así como una serie de ejercicios terapéuticos dentro de una bañera de hidromasaje.

En las patologías degenerativas crónicas, si no hay inflamación, se suele aplicar calor, mientras que en las crisis agudas se aplica el frío.

- Aplicaciones de agua caliente en forma de chorros para dolores reumáticos en piernas o rodillas.

- Envolturas calientes de brazo para problemas de reumatismo de brazos y manos y de pantorrillas para problemas de piernas.

- Baños de brazos calientes en reumatismos locales (codos, manos, muñecas) y a temperatura ascendente (sobre todo en reumatismo crónico).

- Baños de pies (calientes) en reumatismo.

- Baños calientes de medio cuerpo para todos los procesos reumáticos, como un relajante muscular. También baños de medio cuerpo a temperatura muy caliente o a temperatura ascendente. Baños muy calientes (+38,5º) o a temperatura ascendente (hipertérmicos) con supervisión médica.

- Compresas calientes.

- Cataplasmas (saquito de heno) o de patata en reumatismo.

- En caso de reuma siempre las envolturas calientes, aunque a veces hay mala reacción, y por tanto hay que dejar de tomarlas.

- También en reumatismo se pueden aplicar chorros de presión.

- Baños calientes para problemas reumáticos y contracturas musculares.

- Baños de vapor de pies (muslos y pantorrillas) en problemas reumáticos en rodillas y pies.

- Saunas en problemas reumáticos.

- Aditivos al agua para enfermedades reumáticas: flor de heno, sal, agujas de pino o yemas de abeto.

Asma

El asma es una enfermedad que provoca que las vías respiratorias se hinchen y se estrechen, lo que ocasiona sibilancias, dificultad para respirar, opresión en el pecho y tos.

En caso de crisis asmáticas se recomienda un baño de pies y brazos a temperatura ascendente, luego una aplicación fría de muy corta duración.

Seguido a ello se debe producir un baño alterno de ambos pies y, en caso de crisis aguda, un baño hipertérmico.

Sébastien Hinault

Bronquitis aguda

Una bronquitis aguda es una inflamación de las vías respiratorias principales que van a los pulmones y cuya duración suele ser de un breve periodo de tiempo. Los síntomas clásicos se asemejan a los de un resfriado, iniciándose como un breve cosquilleo en la parte posterior de la garganta que lleva a una tos seca e irritante. Cuando la infección empeora, se empieza a expectorar mucosidad de color amarillento.

Para paliar una bronquitis se recomienda una envoltura de fría en el pecho y otra caliente en las pantorrillas. Si se producen episodios febriles, lavar con agua fría la mitad superior del cuerpo. Si hay escalofríos con fiebre se recomienda aplicar una compresa caliente sobre el pecho, mejor si se le añade aceite esencial de manzanilla. Otras medidas complementarias pueden ser la ingestión de tisanas medicinales bien calientes, como por ejemplo de cola de caballo.

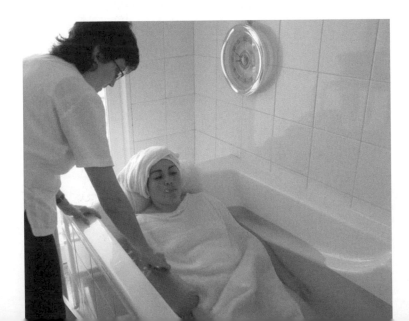

Cistitis

Una cistitis es una infección de vejiga o de las vías urinarias causada por algún tipo de bacteria. Algunas de las causas más comunes que pueden producir una cistitis son:

- Un tubo llamado sonda vesical que se introduce en la vejiga.

- Bloqueo de la vejiga o la uretra.

- Diabetes.

- Próstata agrandada, uretra estrecha o cualquier elemento que bloquee el flujo de orina.

- Pérdida del control del intestino (incontinencia intestinal).

- Edad avanzada (sobre todo en las personas que viven en asilos de ancianos).

- Embarazo.

- Problemas para vaciar totalmente la vejiga (retención urinaria).

- Procedimientos que involucran las vías urinarias.

- Permanecer inmóvil durante un período de tiempo largo (por ejemplo, tras una fractura de cadera y el posterior periodo de recuperación).

Si la cistitis es aguda se recomienda el reposo en cama y aplicar compresas húmedas muy calientes varias veces al día en el bajo vientre. A continuación aplicar un enema de infusión de manzanilla caliente. Se recomienda un baño de medio cuerpo de temperatura ascendente o bien un baño de asiento con cola de caballo.

Si la cistitis es crónica se recomienda el mismo tratamiento que en el caso de ser aguda pero con menos frecuencia. Los lavados deben ser fríos y aplicar a continuación fricciones en seco. Si los pies están fríos se pueden aplicar baños de pies a temperatura alterna y caminar descalzo sobre el agua.

Cálculos renales

Un cálculo renal es una masa sólida compuesta de pequeños cristales que se deposita en el riñón o bien en el uréter. Se forman cuando la orina contiene demasiadas sustancias que pueden formar estos cristales a lo largo de varias semanas o meses.

Los cálculos de calcio son los más comunes y pueden evitarse, en la mayoría de los casos, si se ingiere más de un litro de agua diaria.

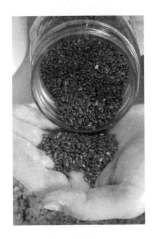

Pueden combatirse con aplicaciones húmedas calientes tipo compresas o cataplasmas de linaza. También se pueden realizar baños de medio cuerpo de temperatura ascendente. O bien aplicar una lavativa caliente de manzanilla.

Eczema

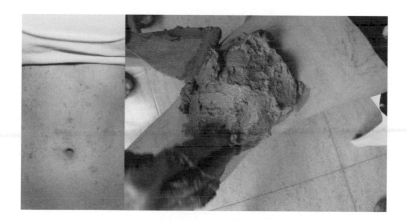

Un eczema es un proceso descamativo y asociado al picor que afecta a la piel. Las principales causas que pueden provocar un eczema son: el contacto con otras enfermedades, desarrollar algún tipo de alergia, estar en contacto con sustancias irritantes o bien la propia herencia genética del individuo.

Las lesiones cutáneas características son placas rojizas y descamativas en diferentes zonas corporales y asociadas a un picor importante. En algunos casos se produce una reacción inflamatoria y en otras se puede observar la presencia de vesículas con contenido seroso en su interior.

La hidroterapia recomienda baños calientes de manzanilla, cola de caballo, salvado de trigo o bien de avena. También la aplicación de arcilla más vinagre. En ciertos momentos, cuando el eczema produce picor se puede emplear una compresa fría con una decocción de manzanilla. Se pueden realizar fricciones en seco, lavados fríos del cuerpo total o parcial en agua más vinagre.

Estreñimiento

La causa más común del estreñimiento hoy en día son los factores dietéticos, especialmente la falta de fibra y la poca presencia de verduras y frutas en la mayoría de dietas alimenticias. Pero las causas fisiológicas pueden ser también muchas otras:

- **Hipomotilidad intestinal:** Los músculos del intestino no tienen fuerza suficiente como para realizar las contracciones necesarias para expulsar las heces.

- **Hipermotilidad intestinal:** Aparecen espasmos o contracciones involuntarias en una parte del intestino que retienen las heces, impidiendo una correcta evacuación.

- **Problemas rectales:** Los músculos del recto no producen el reflejo suficiente para una defecación normal o bien hay lesiones locales que provocan dolor.

- **Debilidad de los músculos de la pared abdominal:** No hay presión suficiente para evacuar.

- **Obstrucción mecánica del colon o del recto:** Cuando hay lesiones intrínsecas o extrínsecas del intestino grueso o del ano.

Con el fin de paliar este trastorno se puede emplear una compresa fría abdominal impregnada de vinagre que se aplique por las mañanas. Junto a esto, un baño de medio cuerpo y un enema de agua o bien infusión de manzanilla tibia. Otras personas encontrarán efectivo poder realizar un masaje abdominal en dirección a las agujas del reloj.

Flatulencias

La flatulencia se produce por un desarrollo anormal de gases dentro del tubo digestivo, hecho que lleva a expulsarlos en forma de eructos o ventosidades. Puede deberse a una condición nerviosa de la persona, a situaciones de estrés, a cólicos biliares o bien a una dieta mal equilibrada en la que predominen las pastas con exceso de levaduras.

Para tratar las flatulencias:

- Emplear una compresa fría abdominal más vinagre diario (por las mañanas).

- Una compresa caliente o una cataplasma de linaza sobre el vientre.

- Un baño frío de medio cuerpo dos veces a la semana.

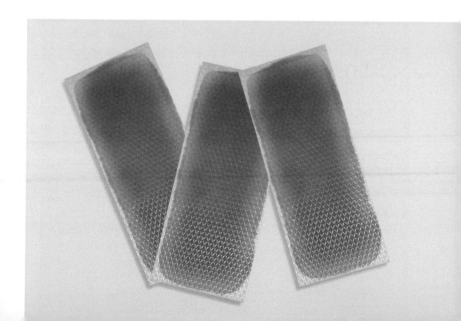

Gota

La gota es una de las formas de artritis más dolorosa que sucede cuando se acumulan depósitos de cristales de ácido úrico en las articulaciones y, frecuentemente, en el dedo gordo del pie. En ocasiones estos depósitos de ácido úrico aparecen como bultos debajo de la piel aunque también pueden producirse cálculos renales en los riñones.

Para paliar esta enfermedad se recomienda:

- Aplicación local de barro medicinal.

- Chorros de brazos o de rodilla de agua fría.

- Lavado hidroterápico por todo el cuerpo para mejorar la circulación.

- Baños de pies a temperatura alterna.

- Tomar una sauna de vez en cuando.

- Tomar tisanas de cola de caballo o de avena.

Gripe

La fiebre estacional, tan común de los meses más fríos del año, se caracteriza por el inicio súbito de fiebre alta, tos seca, dolores musculares y articulares, de garganta, intenso malestar y abundante secreción nasal. Son síntomas que suelen desaparecer en el plazo de una semana sin necesidad de atención médica. De todas formas, no hay que subestimar la enfermedad, ya que en determinados grupos de riesgo pueden sufrir complicaciones e incluso llevar a la muerte.

La gripe estacional se transmite por el aire, por lo que espacios comunes como escuelas, hospitales y centros de trabajo son lugares en los que el contagio puede ser rápido.

En caso de escalofríos la hidroterapia recomienda un baño de temperatura ascendente de medio cuerpo, para luego que la persona se introduzca en una cama caliente, bien tapada, para que se desarrolle un proceso de sudoración. Se debe permanecer en la cama hasta mejorar, si aparece fiebre elevada se repite el lavado frío de tres a cuatro veces hasta provocar la sudoración.

También son recomendables las tisanas calientes de flores de tilo o cola de caballo. Y las envolturas en el pecho, cuello, región lumbar, apoyadas por un severo ayuno.

Herpes

Los herpes requieren lavados frecuentes con agua tibia y una dieta basada en alimentos fáciles de digerir y rechazar todo aquello que sea agrio, salado y especiado, así como las bebidas alcohólicas.

Kneipp recomendaba:

- El primer día un baño de vapor en la cabeza para cubrirse luego con una toalla.

- El segundo día un baño de vapor en los pies.

- El tercer día el enfermo debe guardar cama y levantarse cada dos horas para darse un lavado rápido con agua fría. También realizar una fricción total del cuerpo tres veces al día antes de llevar a cabo algún tipo de actividad física.

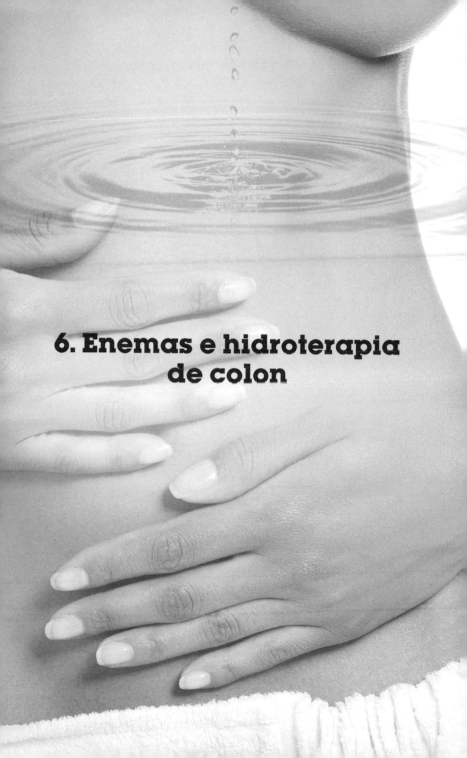

6. Enemas e hidroterapia de colon

La función del intestino grueso es absorber una pequeña parte de los nutrientes que no se han asimilado anteriormente y acumular las heces para después ser expulsadas. Por ello es necesario hacer una limpieza periódica de este fragmento del organismo.

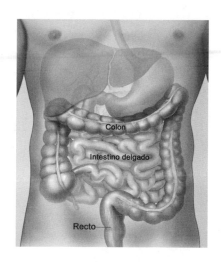

Enemas

Un enema es una inyección de líquido a través del ano para provocar una evacuación. Su función es limpiar y desintoxicar el colon, pero también favorece la función hepática y renal.

Hay que distinguir dos tipos de enemas: los evacuantes y los de retención. Los primeros se utilizan como tratamiento del estreñimiento y la retención fecal en general. El de retención está pensado para que el líquido introducido en el cuerpo sea retenido al menos treinta minutos.

Evitar el estreñimiento

Con el fin de tener una digestión saludable y evitar las indigestiones y el estreñimiento se recomienda ser muy cuidadoso con la alimentación y eliminar de la dieta diaria los siguientes alimentos:

- Cereales y harinas refinadas, así como sus derivados de panadería y bollería: Las sustituiremos por el grano y la harina integral, con su fibra natural.

- Azúcar blanco y bebidas azucaradas: Usaremos miel de abeja, miel de caña, azúcar moreno o panela. Podemos beber jugos naturales sin azúcar.

- Aceites refinados y fritos: Elegiremos aceites de oliva o de coco de primera presión en frío y los consumiremos sin freír, en crudo.

- Carne roja y embutidos: Podemos consumir carne blanca, pescado, huevos y legumbres como fuentes de proteína principal.

- Leche y derivados lácteos: La única excepción es el requesón o el queso fresco, a ser posible que proceda de la cabra o la oveja. También podemos tomar bebidas vegetales de avena, arroz, mijo, espelta, etc.

- También se debería prescindir del café y el tabaco.

El enema se puede practicar con una pera de lavado que apenas contiene unos 30 cl de líquido. La forma de aplicarla es muy sencilla. Se prepara un litro de agua calentada a 37°C y se instala uno en el baño. No es imprescindible que el agua sea caliente, pero el agua fría siempre es más incómoda y puede provocar un efecto brusco del colon y con ello espasmos intestinales.

De pie, se inyecta el contenido de una pera en el recto y, a continuación, hay que sentarse en el inodoro y evacuar el agua sin retenerla en ningún momento. El enema completo debe repetirse dos o tres veces seguidas.

Este tipo de ducha rectal permite que el intestino adopte nuevos hábitos, al obligarlo a trabajar. El vacío que provoca la expulsión del agua crea una aspiración de las materias que se encuentran en la parte superior del intestino.

En caso de una obstrucción importante, la ducha rectal puede practicarse dos o tres veces por semana sin problemas durante unos cuantos días.

Si se quiere ir un paso más allá, en vez de emplear una pera, se puede utilizar un recipiente para enemas con un tubo de caucho y una cánula de 7mm de diámetro. Este tipo de tratamiento destruye la flora intestinal parcialmente, por lo que no es recomendable una aplicación demasiado frecuente. En este caso también se emplea agua calentada a 37°C, la persona se pone a cuatro patas con la cabeza y el tronco inclinado hacia delante o bien se recuesta de costado para introducirse la cánula en el ano. A continuación se abre el grifo del recipiente durante uno o dos minutos para que vaya entrando en el cuerpo. Una vez que el agua ha entrado en el colon, se retira la cánula y se mantiene el agua en el intestino entre cinco y diez minutos. Lo que sucede en estos momentos es que las heces se diluirán y se evacuará todo el contenido del intestino.

En algunas ocasiones, en vez de agua se emplean decocciones o infusiones de plantas. Se trata de una práctica delicada, puesto que los productos que se introducen directamente en el ano tienen una acción muy directa y rápida. Las plantas que se emplean deben ser dosificadas adecuadamente.

El agua debe hervirse previamente y luego airearse antes de ser inyectada como enema. La intención es tratar de eliminar el cloro para que no resulte un producto irritante. En cualquier caso todo el tratamiento requiere de una higiene muy rigurosa de manera que no resulte tóxica para el organismo.

Además de los enemas evacuantes o de retención existen otros tipos de enemas que se aplican con finalidades más específicas y que deben ser guiados por un profesional sanitario:

- **Enema antiséptico:** destruye bacterias y gérmenes.

- **Enema emoliente:** lubrica y protege la mucosa intestinal.

- **Enema antihelmíntico:** destruye los parásitos.

- **Enema medicamentoso:** administración de fármacos sedantes o estimulantes.

- **Enema alimenticio:** administración de nutrientes.

- **Enema de baño o enema opaco:** facilita el examen radiológico.

- **Enema oleoso:** ablanda las heces y facilita la deposición.

- **Enema carminativo:** facilita la expulsión de los gases instestinales.

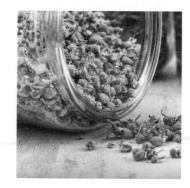

Enema de manzanilla

Se trata de un remedio tradicional que consiste en aplicar agua o una infusión de manzanilla directamente al intestino a través del ano para limpiar las heces acumuladas. Para aplicar un enema de manzanilla se necesitarán los siguientes ingredientes:

- Un litro de infusión de manzanilla, a ser posible ecológica.
- El zumo de un limón.
- Una cucharada pequeña de sal marina.
- Un litro de agua hervida.

Una vez mezclados los ingredientes se introducen dos litros de este líquido por el ano con la ayuda de una cánula, previamente lubricada con un poco de aceite. El líquido debe aguantarse entre tres y cinco minutos en el cuerpo antes de ser evacuado. Pero si la sensación es muy molesta o dolorosa debe evacuarse de inmediato.

Esta operación debe realizarse con el estómago vacío, esto es, un mínimo de dos horas más tarde después de la última comida.

Al finalizar esta operación debe tomarse siempre un suplemento para repoblar la flora bacteriana y potenciar y prolongar los efectos de la limpieza.

Mejorar la función intestinal

Con el fin de mejorar el tránsito intestinal y que evacuar una o dos veces al día no sea un problema hay una serie de alimentos que aparecen ampliamente recomendados:

- **Semillas de lino:** Se debe emplear una cucharadita de semillas de lino que previamente habrá estado en remojo durante toda la noche. Por la mañana, en ayunas, nos beberemos el vaso con el agua y las semillas.

- **Ciruelas pasas:** Comer tres o cuatro ciruelas pasas en ayunas, después de las semillas de lino.

- **Beber dos infusiones de diente de león:** Una a media mañana y una a media tarde.

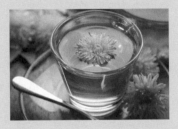

- **Semillas de calabaza:** A lo largo del día comer 30 semillas de calabaza crudas para eliminar los posibles parásitos intestinales que podamos tener.

- **Alcachofa:** Por la noche, antes de acostarnos, tomar un extracto de alcachofa, que puede ser líquido, en cápsulas o comprimidos, y que se puede comprar en un herbolario o farmacia.

Diferencias principales entre el enema y la hidroterapia de colon

• La hidroterapia de colon no genera ningún tipo de dolor ni tampoco desprende olores.

• Los enemas actúan básicamente en los tramos inferiores del colon y el recto. La hidroterapia de colon alcanza todo el intestino grueso, desde el recto hasta la válvula ileocecal.

• En el enema el tiempo de retención del agua es muy breve, por la tendencia natural del cuerpo a expeler los contenidos rectales. Con la hidroterapia del colon se puede trasvasar grandes cantidades de agua, ya que a la vez que entran presentan una salida.

• Con los enemas no conseguimos alterar la flora de microorganismos. Por ello no pueden actuar cambiando el predominio cuando la flora saprófita es putrefacta. En cambio la hidroterapia permite variar en una sola sesión este desequilibrio.

• Los enemas sólo alcanzan los últimos tramos del colon y el recto, y su volumen de líquido debe superar de promedio de 0,5 litros, lo cual no permite reblandecer y facultar la expulsión de todos los restos fecales adheridos en la pared del colon, principalmente los recovecos y pliegues.

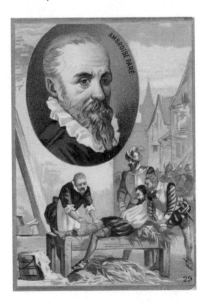

Sébastien Hinault

Hidroterapia de colon

El estrés, la mala alimentación, la falta de ejercicio y el ritmo acelerado de vida provocan alteraciones digestivas que, en la mayoría de casos, acarrean falta de vitalidad, cansancio, estreñimiento o estados ansioso-depresivos. Para paliar este problema la hidroterapia de colon aparece como un moderno tratamiento que ayuda a mantener un buen estado de salud. Pero su historia se remonta muchos años atrás.

El papiro Ebers del Antiguo Egipto, fechado en el año 3000 aC ya mencionaba la importancia de la limpieza del colon por vía rectal. Civilizaciones como la egipcia, la griega, la china o la india hablan de la limpieza del colon como una gran medida de higiene, terapéutica o como un procedimiento de purificación interior.

Hipócrates describía la manera de hacer lavados de colon e indicó qué tipos de plantas había que añadir a cada patología. En el siglo XVI Ambrosio Paré describe minuciosamente la irrigación del colon y cómo se ha de proceder a su lavado. A principios del siglo XX el Dr. Kellog publicó un folleto sobre esta terapia y en su libro recomendaba la hidroterapia para muchas dolencias, incluidas las biliares, hepáticas, e incluso el cólera.

El doctor Kellog y la hidroterapia

El doctor John Harvey Kellogg es uno de los precursores de la utilización de la hidroterapia de colon para curar las enfermedades. Según él, las enfermedades podían curarse con la limpieza de los intestinos y mediante la modificación de la flora intestinal. En su sanatorio de Battle Creek empleaba una máquina para irrigar a sus pacientes con agua. La mitad del agua se aplicaba por vía rectal. Y al agua seguía el yogur, que renovaba la flora intestinal. Defensor de las bondades del ejercicio físico y de una dieta vegetariana a base de laxantes, fibra y proteína, sostenía que la alteración de la flora intestinal se aceleraba con los enemas, que limpian la parte inferior del intestino grueso, y era contrario a la cirugía para curar enfermedades, fueran intestinales o de otra clase. Entre sus pacientes hay que citar a John D. Rockefeller o Thomas Edison, entre muchos otros personajes ilustres. Además, fue el inventor de los cereales para el desayuno, los célebres Corn Flakes.

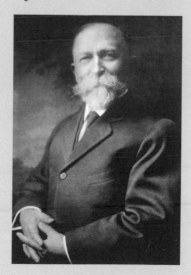

La hidroterapia es una terapia de tipo preventivo que parte del principio de que el cuerpo no evacua la totalidad de los residuos y que se intoxica a sí mismo al reabsorberlos. De ahí la necesidad de lavar el interior del intestino para que esto no suceda. Según los partidarios de esta terapia, una de las causas de los trastornos del colon es la falta de fibra en la alimentación.

La terapia consiste en hacer circular el agua por el intestino grueso mediante una cánula de doble corriente introducida en el recto, lo que permite simultáneamente la entrada y salida de agua, que arrastra los residuos. El tratamiento suele producir unos ligeros calambres estomacales.

La hidroterapia de colon funciona como un sistema de limpieza completa del intestino que se realiza con agua previamente filtrada y purificada. Consiste en introducir agua tibia (unos 60 o 70 litros) en el colon a través de una cánula especial. El terapeuta debe realizar al tiempo una serie de suaves masajes sobre el abdomen con el fin de remover todos los sedimentos que se han ido acumulando a lo largo de la vida.

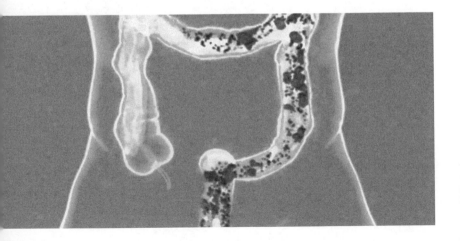

La hidroterapia de colon es muy efectiva en los siguientes casos:

- Los casos de estreñimiento crónicos son los más agradecidos en esos casos. Después de años por fin el intestino se ve libre de esa sobrecarga de residuos. La flora intestinal tendrá un terreno más propicio para reproducirse y las bacterias negativas en cambio no podrán reproducirse con tanta facilidad.

- **Psoriasis, eczemas, etc.:** Todos los problemas de piel suelen mejorar cuando limpiamos el intestino. La medicina natural dice que la piel sólo es un reflejo de nuestro estado de toxemia.

- **Alergias y problemas inmunológicos:** El intestino está muy relacionado con nuestro sistema inmune.

- **Cefaleas y migrañas:** Muchos casos tienen un origen digestivo. Un intestino más limpio hace que los demás órganos estén menos congestionados.

- **Halitosis, llagas en la boca, etc.:** Muchos problemas de la boca tienen que ver con las fermentaciones intestinales. La hidroterapia del colon puede resultar de gran ayuda.

- **Problemas del hígado y vesícula:** Una buena limpieza intestinal libera de trabajo extra al hígado que, en caso contrario debe de ayudar al intestino a procesar los residuos.

El hecho de limpiar el colon de sus impurezas, como heces incrustadas, residuos putrefactos, revestimientos mucosos, estimula la inmunidad y mejora el estado general del organismo al tener un efecto relajante y tonificante al tiempo. También fomenta el buen funcionamiento del tubo digestivo y produce una sensación de bienestar debido a la desintoxicación que provoca.

En algunos centros que practican la hidroterapia de colon suelen añadir al agua arcilla y agua de mar con el fin de alcalinizar más el agua y poder eliminar mejor los residuos. También es importante ingerir una dieta suave mientras dura el tratamiento y una cucharada de aceite de lino en ayunas con el fin de ablandar los residuos intestinales. Tras el tratamiento se recomienda tomar alguna cápsula que restablezca la flora intestinal.

En la aplicación de la hidroterapia de colon existen algunas contraindicaciones que es preciso conocer. Las principales son:

- Embarazo.
- Hemorroides, fisuras y fístulas avanzadas.
- Patologías agudas de colon.
- Colitis hemorrágica aguda.
- Sospecha de perforación digestiva.
- Intervención quirúrgica reciente en colon.
- Hipertensión arterial severa.
- Hernia abdominal y neoplasia de colon.
- Antecedentes de síncope cardiaco.
- Insuficiencia renal.
- Cirrosis hepática.
- Epilepsia.
- Enfermedades psiquiátricas graves (psicosis).
- Necrosis por irradiación abdominal.
- Anemia muy severa.

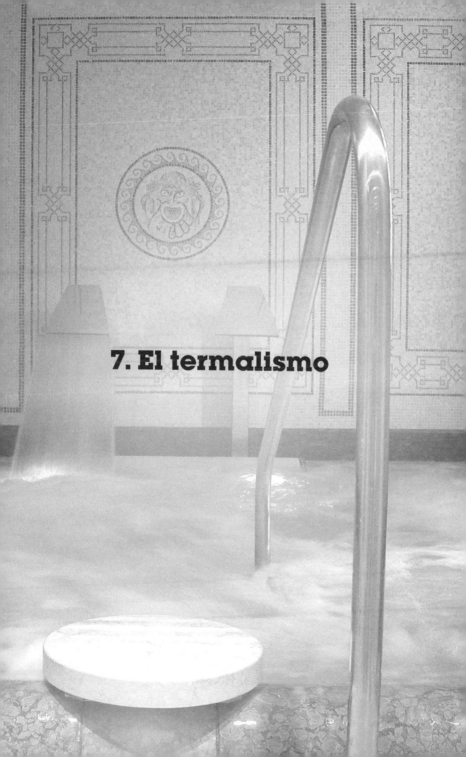

7. El termalismo

Se puede definir el termalismo como un conjunto de medios médicos, técnicos, higiénicos y sociales al servicio de la utilización terapéutica de las aguas termales.

Historia del termalismo

La historia del agua como agente terapéutico comienza con el principio de la humanidad. Los hombres primitivos observaron que los animales heridos o enfermos se acercaban a los manantiales de agua caliente y, con ello, mejoraba su salud. Empezó entonces a tener el agua un componente sagrado hasta el punto de ser objeto de culto.

Entre los griegos, las curas mediante baños de aguas medicinales alcanzaron gran difusión. Los centros de talasoterapia disponían de manantiales que facilitaban las técnicas hidroterapéuticas, como los de Rodas, Cos, Cnido, etc. La medicina de la época logró alcanzar gran desarrollo y se inspiraban en Asclepio, el dios griego de la medicina.

Las termas sólo disponían de agua fría y se aplicaban en tinas para baño. Pero en el siglo V aC se empiezan a construir ya instalaciones más complejas, con agua fría o templada y baños de vapor. Empiezan a convertirse en espacios con ciertos rituales que se acompañan de ejercicios y masajes.

Las termas romanas más antiguas que se conservan a día de hoy son las de Stabiano en la ciudad de Pompeya, del siglo II aC, pero a partir de entonces se crearon muchas termas públicas, que tenían una función social y política. Eran lugares para el recreo y la relación social.

Durante la época de expansión del Imperio romano se expandió la cultura de las termas y con ello la práctica de la cultura de las termas.

Y con ello llegó la iglesia cristiana, que otorgaba más prioridad a la limpieza espiritual que no a la corporal, considerando las termas como un lugar de perversión. En la Edad Media se hizo poco uso de las aguas mineromedicinales y el aseo personal era poco frecuente.

Pero llegaron los árabes, y con ellos se reintegraron los baños públicos y las curas termales. Todas las ciudades importantes del Al-Andalus dispusieron de un baño público, destacando notablemente el Baño Real de la Alhambra en Granada. Tras la Reconquista, y ya con los Reyes Católicos, se volvieron a restringir los baños termales, relacionando esta costumbre con los actos realizados por herejes, moriscos y judeoconversos. Pero en Constantinopla se mantuvieron las costumbres romanas, reforzándose durante el dominio turco.

Los Cruzados, al llegar a Tierra Santa, descubrieron el poder de las aguas termales para la cura de los heridos y combatir las enfermedades contraídas. Se generaliza en Occidente el uso del agua termal como una de las principales medidas higiénicas, especialmente para combatir enfermedades como el cólera.

Es cuando llega el siglo XIX que el termalismo se asocia plenamente al concepto de salud. Los balnearios se convierten en auténticas villas en las que la gente con mayor nivel económico pasan temporadas con el fin de restablecer su salud, convirtiéndose en una actividad organizada. Las primitivas termas evolucionan convirtiéndose en estaciones hidrotermales que cuentan con piscinas, gimnasios, hoteles, etc.

Entre los recursos naturales que se ofertan por el termalismo moderno se encuentran los siguientes:

- **Aguas mineromedicinales** (balneoterapia o crenoterapia).

- **Aguas minerales envasadas.**

- **Aguas naturales en piscinas** (hidroterapia).

- **Aguas naturales con CO_2** (carboxiterapia).

- **Peloides** (peloterapia o fangoterapia).

- **Microalgas** (productos cosmecéuticos).

- **Algas marinas** (algoterapia).

- **Arenas marinas** (arenoterapias).

- **Salmueras en salinas.**

- **Aguas madres.**

- **Clima terrestre** (climatoterapia o aeroterapia).

- **Clima marino** (Curas oceánicas, curas litorales y cruceros de salud).

- **Aerosoles marinos** (aerosolterapia).

- **Sol** (helioterapia).

¿Qué es una cura?

Una cura es un conjunto de tratamientos que se realizan en los establecimientos termales. De técnicas en balneoterapia hay muchas y diversas:

- Bañeras.
- Duchas jet.
- Piscinas.
- Baños de vapor.
- Sauna.
- Hidromasaje.
- Masajes.
- Fangoterapia.
- Etc.

La inhaloterapia se recomienda para casos de asma, enfermedades pulmonares tipo EPOC, sinusitis, etc. Lo ideal es realizar vahos y nebulizaciones con aguas sulfurosas, carbogaseosas y radiactivas.

La hidroterapia por inmersión se realiza en una sesión que dura entre 15 y 20 minutos en una bañera o pileta con agua termal en la modalidad de hidromasaje, chorro localizado o inmersión simple.

La fangoterapia es la aplicación de emplastos de fango gris que combina la temperatura con los minerales y la oclusión de los poros. Uno de los principales tratamientos estéticos es el empleo de máscaras faciales. Aunque también han dado grandes resultados para la artrosis, las enfermedades autoinmunes como el lupus eritematoso, las fibromialgias y otras enfermedades del tejido conectivo.

Una estación termal es también una estación climática en la que el entorno debe integrarse, también el clima debe ser propicio y la alimentación, la propia de la región.

Las curas termales se sirven de técnicas específicas que pueden dividirse en tres grandes grupos: la hidroterapia externa o general (baños y duchas), la hidroterapia interna o local (aerosolterapia, inhalaciones, gárgaras y nebulizaciones) y la cura por ingestión de agua mineral.

El termalismo se recomienda para el tratamiento de enfermedades crónicas y sus beneficios son muchos:

- **Reducción de los dolores:** Una cura actúa de modo eficaz sobre patologías como alergias, asma, artrosis, reumatismos, estados depresivos, problemas venosos, etc.

- **Reducción del consumo de medicamentos:** El termalismo, empleado como complemento de los tratamientos clásicos, constituye una alternativa a la absorción de medicamentos.

- **El termalismo produce mayor bienestar psicológico:** Una cura termal tiene la ventaja de sacar a los enfermos de su entorno habitual, por tanto actúa de manera favorable a la hora de convivir con la enfermedad y controlarla de manera autónoma.

No existen, de todos modos, dos curas termales idénticas: los tratamientos que se reciben son el resultado de las decisiones que tome el médico del establecimiento termal y seleccione entre los procedimientos que se realizan en el establecimiento.

Reumatología

Los baños calman el dolor y relajan. El barro, aplicado de manera local o general, calma el dolor de las articulaciones, relaja y ablanda los músculos. En general, las ténicas de fisioterapia como la piscina de movilización o el masaje bajo el agua, ablandan y relajan.

Para las vías respiratorias

El objetivo es que el agua o el gas termal entre en contacto con los tejidos que tapizan las vías respiratorias por medio de diferentes técnicas de aerosolterapia. Es la manera de limpiar, despejar y regular las vías respiratorias. Se trata de unos cuidados que estimulan las defensas locales y disminuyen la frecuencia de las crisis respiratorias.

Cuidados de la piel

Las principales técnicas termales son los baños de agua mineral, que ablandan la piel, y las duchas filiformes que, mediante una presión regulable, limpian y desinfectan. Al mismo tiempo, las pulverizaciones de agua mineral cicatrizan y calman los picores.

Flebitis

Las duchas jet y los chorros termales mejoran y regulan la circulación venolinfática. Cuando se aplican con mucha presión, relajan los músculos y drenan los tejidos eliminando el edema.

Afecciones psicosomáticas

Los baños y duchas tienen un efecto relajante que mejoran trastornos como la ansiedad y los problemas de sueño.

- El baño general calma el dolor y tranquiliza.
- El baño general en forma de duchas sumergidas agudiza los sentidos y reorganiza el sueño.
- La ducha general tiene un efecto estimulante.
- La fisioterapia mejora las relaciones personales.

Enfermedades cardioarteriales

Los baños y las duchas asociadas al termalismo aumentan el calibre de los vasos sanguíneos y mejoran y regulan la circulación sanguínea. Caminar en el agua ayuda a reactivar los miembros inferiores. Los tratamientos más comunes son:

- Baño general: Ayuda a readaptarse.
- El baño carbogaseoso provoca una mayor vasodilatación.
- La ducha general aplicada ayuda a mejorar los reflejos.
- La ducha con gas seco mejora la atrofia muscular.

Enfermedades metabólicas y de aparato urinario

El principal tratamiento termal para eliminar cálculos y reequilibrar el aparato urinario es la ingestión de agua. Los baños y las duchas funcionan como complementos para facilitar la expulsión de los cálculos residuales.

- El baño general calma el dolor.

- El baño general con ducha sumergida previene la infección.

- La ducha general libera la obstrucción y estimula.

- La ducha general aplicada y el baño con ducha submarina regulan el organismo.

- Las aplicaciones locales de barro calman el dolor.

Las aguas termales

Las aguas termales son conocidas por sus propiedades sanadoras para diversas enfermedades y dolencias. Brotan del suelo a una temperatura superior a la que hay en la superficie en la mayoría de los casos.

Los hallazgos más antiguos de construcciones dedicadas a este fin datan del siglo II aC en la India, aunque también existe mención en diferentes textos griegos como la *Ilíada*.

Existen dos tipos de aguas termales de acuerdo a su origen geológico, las magmáticas y las telúricas. La temperatura de las primeras siempre es más elevada que la telúrica. Gracias a que las aguas telúricas están filtradas, poseen una mayor concentración de mineralización. En cambio, las aguas magmáticas poseen gran cantidad de arsénico, boro, bromo, cobre, fósforo y nitrógeno. Las telúricas tienen, por lo general, bicarbonatos, cloruros y sales de cal.

Una característica importante es que las aguas termales se encuentran ionizadas con iones positivos y negativos. Los positivos no traen beneficios al cuerpo humano, al contrario, son irritantes. En cambio, los negativos tienen la capacidad de relajar el cuerpo.

La lluvia penetra en la tierra en grietas y fallas, y al entrar en la profundidad de la tierra se calienta gracias al espacio magmático, tal y como si fuera un infusión. Dependiendo de la tierra de donde salga, va a contener unos u otros minerales, que son los que aportarán los beneficios de las aguas termales para la salud y los diferentes usos terapéuticos.

Tipos de aguas minero medicinales

Los principales grupos de aguas mineromedicinales son:

- **Aguas cloruradas:** en ellas predomina el anión cloruro y los cationes predominantes suelen ser el sodio, el calcio o el magnesio. La mineralización total debe superar 1 g/l. Las de muy alta mineralización (más de 50 g/l) suelen ser frías y las de baja mineralización suelen ser termales. Son estimulantes de múltiples funciones orgánicas. Se suelen usar en reumatología, dermatología, otorrinolaringología, afecciones respiratorias crónicas, y en estados de agotamiento psicofísicos.

- **Aguas sulfatadas:** predominan los aniones sulfato con diferentes cationes. La mineralización total debe superar 1 g/l. Por vía oral, facilitan la expulsión de la bilis retenida en la vesícula biliar. Sus principales usos son en alteraciones digestivas y trastornos funcionales biliares.

- **Aguas sulfuradas:** Contienen mas de 1 mg/l de azufre bivalente, de ordinario bajo las formas de ácido sulfhídrico y ácidos polisulfhídricos. Su olor es característico a huevos podridos. Suelen tener materia orgánica que supone una fuente adicional de azufre elemento: Algas (baregina), y bacterias (sulfobacterias o sulfuraria). Tiene gran capacidad óxidorreductora sistemática. Estas aguas tienen su principal indicación en determinados procesos reumáticos, dermatológicos, otorrinolaringología, y respiratorios crónicos.

- **Aguas bicarbonatadas:** Suelen ser de baja mineralización y de temperatura de emergencia fría. Su uso es, sobre todo, en bebida. Estimulan la secreción de jugos del páncreas necesarios para la digestión, hace más solubles las grasas que ingerimos, alcalinizan la orina y también el pH gástrico.

- **Aguas carbogaseosas:** contienen una concentración mayor de 250 mg/l de carbónico libre. Por vía oral son estimulantes de la secreción gástrica y del peristaltismo intestinal. Producen una vasodilatación arteriolar y de los plexos venosos cutáneos, utilizándose para favorecer la dilatación de las arterias para permitir un mayor flujo de sangre cuando se necesita en el tratamiento de arteriopatias obliterantes.

- **Aguas radiactivas:** contienen radón -gas radiactivo de origen natural-. Las dosis de radiactividad aplicadas en las curas termales nunca suponen un riesgo, y por el contrario han demostrado beneficios sobre el sistema neurovegetativo, el endocrino y el inmune. Este tipo de aguas se utilizan, principalmente, en reumatología, afecciones respiratorias crónicas, y ciertos trastornos psiquiátricos como los trastornos de ansiedad, del estado de ánimo y del sueño.

- **Aguas oligometálicas o de débil mineralización:** tienen una mineralización total entre 50 y 500 mg/l. Muchas se utilizan como agua de mesa. La principal característica es la diurética. Pueden producir mas diuresis que el agua ingerida y variar el pH de la orina. La presencia de gas carbónico puede variar estas propiedades. Se emplean en litiasis renales úricas, oxálicas y cistínicas.

- **Aguas ferruginosas:** contienen hierro bivalente en más de 1 mg/l. Suelen ser, además, bicarbonatadas o sulfatadas. La biodisponibilidad del hierro en estas aguas es muy alta por la presencia, generalmente, de otros oligoelementos. Por vía oral su utilidad es el aporte de hierro.

Beneficios del agua termal

El agua termal estimula la oxigenación del organismo, mejora la circulación sanguínea, ayuda a eliminar gérmenes y toxinas del organismo, estimula el metabolismo y el sistema digestivo, mejora la circulación y estimula la producción de endorfinas.

El aumento de temperatura ayuda a la absorción de los minerales por la piel que activan el organismo. Pero no sólo se trata de beneficios cutáneos, también mejorará la función muscular, el sistema óseo y los problemas reumáticos. Los beneficios más característicos para las diferentes dolencias son:

- Reuma.
- Enfermedades como diabetes, obesidad.
- Problemas gastrointestinales.
- Afecciones respiratorias como asma.
- Problemas circulatorios.
- Problemas psicosomáticos como el estrés y falta de sueño.
- Enfermedades cutáneas crónicas, como eczemas, rosácea o psoriasis.
- Enfermedades ginecológicas.
- Efectos purificantes y detoxificantes.
- Acción antiinflamatoria.

Contraindicaciones

Las aguas medicinales también pueden no ser utilizadas sin un cierto asesoramiento médico, y en cualquier caso están contraindicadas en los siguientes casos:

- Embarazo.
- Infecciones en fase activa.
- Cardiopatías descompensadas.
- Insuficiencias hepáticas o renales graves.
- Tumores malignos.
- Hipertensión grave.
- Enfermedades infecciosas.
- Tuberculosis pulmonar y laríngea.
- Dermopatías húmedas.

8. La talasoterapia y los ejercicios acuáticos

Una de las principales indicaciones de la talasoterapia es favorecer la relajación y alejar los problemas de estrés, depresiones, insomnio o fatiga. Por ello, las curas de talasoterapia suelen incorporar sesiones de relajación, de aquagym y de musculación. El objetivo es tonificar el cuerpo en su totalidad. El cuerpo, cuyo peso se divide en cuatro cuanto está inmerso en el agua, se deja llevar, como si fuera más ligero, pero las contracturas musculares y las de las articulaciones no se consiguen eliminar de forma definitiva.

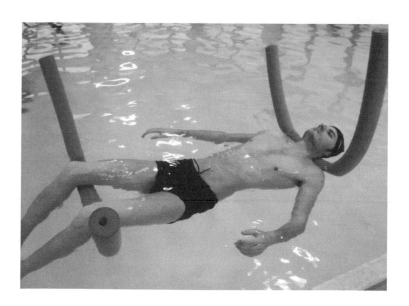

La talasoterapia

La talasoterapia es la utilización del agua procedente del medio marino con fines preventivos o curativos.

El origen de la palabra procede del griego thalassa que significa cura, tratamiento o terapia. Su utilización se inicia en Francia a mediados del siglo XIX. Las características básicas de los centros de talasoterapia son:

- Su proximidad al mar.
- El empleo de agua de mar natural.
- La supervisión médica.
- El trabajo del personal cualificado.
- Las debidas normas de funcionalidad e higiene en un correcto estado de las instalaciones.

La composición del agua del mar es similar a la del plasma sanguíneo. Esto hace que, por medio de la absorción osmótica, el organismo recupere su equilibrio. Este proceso natural ocurre en todas las células vivas y se basa en el flujo de agua por difusión desde zonas donde se encuentra relativamente pura, con baja concentración de sales, a zonas de alta concentración a través de una membrana semipermeable.

En esa función tienen un gran papel las algas marinas, ya que estas absorben gran cantidad de nutrientes que tiene el mar y se las cede al organismo en cantidades limitadas a través de la epidermis. Por esta razón es importante no secarse con una toalla inmediatamente después del baño, permitiendo que el aire y el sol eliminen las gotas de agua marina concentradas en el cuerpo.

Las algas marinas almacenan todo tipo de sustancias marinas y son portadoras de vitaminas esenciales para el organismo, con un alto contenido en hierro, calcio y gran número de minerales. Pero es que, además, estas algas tienen propiedades antibióticas, antitumorales, antioxidantes, antivirales y tienen capacidad para retrasar el envejecimiento.

La talasoterapia está indicada en los siguientes casos:

- Factor analgésico: produce una disminución del dolor tanto a nivel general como en zonas concretas de nuestro cuerpo.

- Esta indicada en procesos crónicos o agudos del aparato locomotor como reumatismos crónicos, osteoporosis y patología de la columna vertebral.

- A nivel del sistema circulatorio principalmente patología circulatoria periférica.

- Post-operatorios, traumatismos, patología respiratoria, afectación neurológica, o cualquier tipo de patología en la que este indicada la recuperación funcional.

- En patología del sistema respiratorio, indicado para procesos asmáticos y faringitis.

- En patologías del aparato locomotor y sistema músculo-esquelético, está muy indicado para la disminución de edemas.

- A nivel dermatológico, indicado para la psoriasis.

- A nivel ginecológico, los problemas de menopausia y pubertad.

La talasoterapia ayuda a ralentizar la aparición de procesos reumáticos, combate la flacidez, la celulitis y ayuda a reducir el tiempo de convalecencia de los procesos de curación demasiado largos.

Las técnicas de aplicación de la talasoterapia se pueden dividir en naturales o artificiales. Las primeras son aquellas que se realizan al aire libre aprovechando los componentes del medio marino.

- **Coberturas de arena de la playa:** eliminan las células muertas de la piel, favorecen el rejuvenecimiento de la misma y la hidratan y suavizan.

- **Baños marinos al aire libre:** ayudan a eliminar residuos de la dermis, mejoran enfermedades cutáneas y estimulan la relajación corporal.

- **Helioterapia** (curas de sol): mejora la renovación celular y de la piel, incrementa los niveles corporales de vitamina D y favorece el estado anímico.

- **Aeroterapia** (respirar ambiente marino): mejora el sistema respiratorio y evita que los bronquios se cierren.

- **Envolturas de barro marino:** renuevan la piel, la hidratan y suavizan, y estimulan la renovación celular.

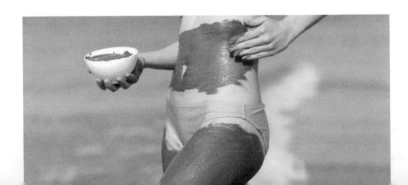

En cambio, las técnicas artificiales se realizan en los centros de talasoterapia y consisten básicamente en:

- **Baños en piscinas con agua marina:** activan la circulación, relajan los músculos corporales y estimulan el sistema nervioso.

- **Duchas de contraste:** sensación sedante y relajante, efecto revitalizante y energizante.

- **Chorros a presión:** efecto descontracturante y relajante, acción tonificante y estimulante.

- **Envolturas de algas o lodos:** efecto analgésico, hidratante, reafirmante y reductor.

- **Baños de vapor marino:** mejoran el sistema respiratorio abriendo los bronquios y facilitando la circulación del aire.

- **Peeling corporal:** favorece la eliminación de las células muertas de la piel, ayuda a regenerar la piel, activa la circulación e hidrata la dermis.

- **Baños parciales marinos** (manos, pies, piernas, etc.): descontracturan las diferentes zonas de tratamiento, y favorecen la relajación y la circulación sanguínea.

- **Tratamientos faciales:** Tienen un efecto antiedad y reafirmante. Además, hidratan, nutren y revitalizan el cutis.

- **Técnicas anticelulíticas:** Efecto anticelulítico gracias a los componentes marinos que tienen propiedades que eliminan los cúmulos de grasa de la piel.

- **Masajes:** Estimulación corporal a través de aceites con compuestos marinos que hidratan y suavizan la piel, a la par que la revitalizan.

El efecto terapéutico del agua se produce siempre a través de diferentes vías, como el contacto con la piel y las mucosas, también por inhalación, por la acción dinámica de las olas y las mareas. Aunque las propiedades de la talasoterapia son muchas, no está recomendada para personas con las siguientes dolencias:

- Cardiopatía.
- Hipertensión.
- Fiebre o patologías infecciosas.
- Problemas psicológicos.
- Enfermos de cáncer o con deterioro orgánico avanzado.
- Mujeres embarazadas en el último trimestre de gestación.

El aquagym

Se trata de una práctica de musculación suave que trata de adaptarse a las posibilidades físicas de un deportista. El agua opone a sus movimientos una resistencia proporcional a su velocidad y al esfuerzo que realiza.

El aquagym puede practicarse en el mar o bien en una piscina, pero en cualquier caso no es recomendable practicarlo en agua fría. El esfuerzo muscular que hay que aplicar a cada movimiento realizado en el agua es más importante que el que se hace en un ejercicio fuera de este medio.

Si se trabaja con el agua hasta el cuello, el esfuerzo que deben hacer los músculos para sostener el cuerpo disminuye en un 75%; en el agua del mar se puede llegar hasta un 90% menos. El entrenamiento en el medio marino ayuda a trabajar selectivamente los músculos que ponen en marcha un movimiento preciso y también favorece la rapidez de los movimientos.

El aquagym es ideal para:

- Personas con problemas cardiorrespiratorios leves o moderados.

- Personas sedentarias y de escasa actividad física en su día a día.

- Problemas psicomotrices, de coordinación dinámica general y equilibrio tanto dinámico como estático.

- Falta de tono muscular, hipotonía y atrofia general.

- Escasa movilidad articular y flexibilidad.

- Personas nerviosas, intranquilas, estresadas y con dificultad para relajarse.

- Problemas de baja autoestima, escasa autoconfianza y de expresión negativa en el devenir diario.

- Actitud postural incorrecta.

- Falta de ritmo y agilidad.

- Lesiones generales de toda la columna vertebral (cervical, dorsal y lumbar).

- Personas con obesidad.

- Embarazadas.

- Y en general para todas aquellas personas amantes del medio acuático, y con ganas de realizar ejercicio.

Atendiendo al impacto que puede provocar en el cuerpo humano, los movimientos pueden clasificarse de la siguiente manera:

- **Bajo impacto:** Son aquellos movimientos que atienden a las siguientes características: Siempre mantienen el apoyo uno de los pies en el suelo, producen el deslizamiento de los pies en el suelo sin pérdida de contacto y se realizan con el agua en la línea de los hombros, pudiendo perder el contacto con el suelo, pero sin proyección del cuerpo en la vertical.

- **Alto impacto:** Son caracterizados por los movimientos de salto y saltitos.

  Comprenden aquellos movimientos en los que se pierde el contacto con el suelo (fase aérea), en los cuales el cuerpo permanece en posición recta, realizando su proyección hacia arriba.

- **Sin impacto:** Son aquellos movimientos realizados sin el contacto de los pies con el suelo. Sucede cuando el cuerpo está suspenso en el agua (flotación), y pueden ser ejecutados en piscina profunda o con el cuerpo agachado en el agua, manteniendo su nivel en el cuello del practicante.

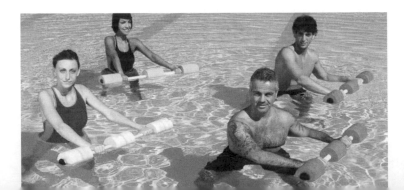

Ejercicios de aquagym

La estructura de una clase de aquagym puede dividirse de la siguiente manera:

1. Calentamiento (debe durar entre 8' y 10'):
Fase de importancia vital, ya que debe preparar al alumno para afrontar la fase principal (aeróbica y/o de tonificación muscular) en las mejores condiciones posibles:

- Aumento gradual de la temperatura de la musculatura esquelética y tejido conectivo general.

- Preparación del sistema cardiovascular y activación de la circulación sanguínea, incrementando así el flujo sanguíneo al músculo.

- Activar el sistema neuromuscular para facilitar una mejora en la transmisión de los impulsos nerviosos.

- Incrementa la flexibilidad, movilidad articular y elasticidad de los músculos, tendones y ligamentos.

- Reducir el riesgo de lesiones musculares y/o tendinosas.

2. Parte aeróbica (debe durar entre 15' y 20'):
El objetivo es la elevación de la frecuencia cardíaca hasta llegar a la zona del entrenamiento (efecto sobre el sistema cardiorespiratorio).

- Saltos, desplazamientos, ejercicios combinados para el desarrollo de la coordinación, ritmo, agilidad.

Sébastien Hinault

3. Localizada (entre 10' y 15'):
Trabajo de fuerza y resistencia muscular. Es importante para la "consciencia corporal". Se puede utilizar como apoyo diferentes materiales como: bordillo de la piscina, barra, tabla, etc.

4. Vuelta a la calma (entre 5' y 8'):
Tiene como el objetivo, entre otros, la disminución de la frecuencia cardíaca hasta el estado de relajación mediante estiramientos o relajación inducida.

Marcha en la playa

Entrar en el agua y sumergirse justo hasta la mitad del muslo. Correr durante un minuto, caminar un minuto más, correr otro minuto, y así sucesivamente. La sesión de este ejercicio no debe durar más de veinte minutos. Se trata de un ejercicio que desarrolla el sentido del equilibrio, la musculación de las piernas y favorece el sistema rítmico del corazón.

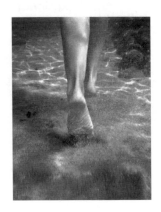

La marcha sin avance

Consiste en correr durante treinta segundos y alternar luego con un ejercicio adaptado a los brazos. Es un ejercicio que se practica con el agua hasta el cuello.

Patadas

Se trata de diversos ejercicios que se practican con el agua hasta el cuello:

- **La patada de kárate o kung-fu con el pie derecho:** se sube la rodilla lo más arriba posible y, a continuación, se suelta la pierna en horizontal, en ángulo recto.

- **La patada lateral baja:** se levanta el pie en ángulo recto paralelamente a la pierna hasta que el muslo está horizontal, luego se extiende la pierna lateralmente hasta el costado del cuerpo y, por último, la parte externa del pie golpea a la altura del tobillo.

- **El barrido interno:** La pierna se eleva por delante como si fuera un futbolista que golpea un balón, se extiende en el costado del cuerpo y el pie acaba su recorrido a meda pantorrilla. Este ejercicio permite trabajar los músculos de la parte interna del muslo.

Saltos

Se trata de saltar sin moverse del sitio, con los pies juntos, durante treinta segundos, y después pasar a los ejercicios de brazos.

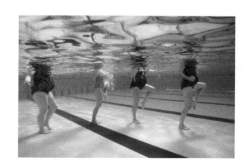

Los movimientos de brazos

Existen varios ejercicios relacionados con los movimientos de brazos, pero entre los más destacados están:

- **El remo:** Extender los brazos y moverlos como si fueran remos.

- **El cierre:** Extender los brazos en cruz, con los dedos juntos, y luego cerrarlos por delante del cuerpo hasta unir las manos. Abrirlos luego y volver a la primera posición.

- **Empujar hacia delante:** Doblar las muñecas, pegar los codos al cuerpo, colocar los antebrazos en posición horizontal y finalmente extender los brazos para empujar el agua por delante del cuerpo.

Bibliografía

Archibald, Elizabeth, «Bathing, Beauty and Christianity in the Middle Ages», *Insights 1*, vol. 5: 1-17, 2012.

Ashenburg, Katherine, *Clean: An Unsanitised History of Washing,* Profile Books, Londres, 2008.

Bizárlo, Priscila Cristina, «Um pouco da medicina na Naturalis Historia de Plínio, o Velho», *Rónai 2*, vol. 1: 35-47, 2013.

Fernández Uriel, Pilar (2007), «Ciencia y técnica de Galeno: la Medicina en el mundo antiguo», *Ciencia y tecnología en el mundo antiguo*, pp. 117-141.

González Soutelo, Silvia, «Los baños de agua del mar en el mundo antiguo: una propuesta de estudio», *Gallaecia 27*, pp. 227-240, 2008.

Jiménez y Murillo, Manuel (1826), *Nomenclatura farmacéutica, y sinonimia general de farmacia y de materia médica*, vol. II, Madrid: Imprenta de Don Eusebio Álvarez, 2008.

Laín Entralgo, Pedro, *Historia de la Medicina,* Salvat, Barcelona, 1989.

Mora Rodríguez, Gloria, «Literatura médica clásica y la arqui tectura de las termas medicinales», *Espacio, Tiempo y Forma*, serie II, H.ª Antigua, vol. 5, pp. 121-132, 1981.

Pérex Agorreta, María José, «Salus romana: ciencia y técnica en el termalismo antiguo», *Ciencia y tecnología en el mundo antiguo*, pp. 143-156, 2007.

Pont, Conxa, «Los romanos y el cuidado personal», *Saguntina* nº 2 abril 2006.

Puigbó, Juan José, «De Medicina», *Gaceta Médica de Caracas 4*, vol. 110, pp. 517-539, 2002.

Real Torres, Carolina, «El vino como alimento y medicina en la sociedad romana», *Fortunatae 3*, pp.305-314, 1992.

Rocha Ortiz, Maribel, «Orígenes y fundamentos de la talasoterapia», *Biociencias*, 1-12, 2004.

Vallance, John Taber, *The Lost Theory of Asclepiades of Bithynia*, Oxford University Press, 1990.

Villavicencio Vargas, Óscar, *Manual de hidroterapia*, 2000.

Colección Esenciales:

Los puntos que curan - *Susan Wei*

Los chakras - *Helen Moore*

Grafología - *Helena Galiana*

El yoga curativo - *Iris White y Roger Colson*

Medicina china práctica - *Susan Wei*

Reiki - *Rose Neuman*

Mandalas - *Peter Redlock*

Kundalini yoga - *Ranjiv Nell*

Curación con la energía - *Nicole Looper*

Reflexología - *Kay Birdwhistle*

El poder curativo de los colores - *Alan Sloan*

Tantra - *Fei Wang*

Tai Chi - *Zhang Yutang*

PNL - *Clara Redford*

Ho' oponopono - *Inhoa Makani*

Feng Shui - *Angelina Shepard*

Flores de Bach - *Geraldine Morrison*

Pilates - *Sarah Woodward*

Relajación - *Lucile Favre*

Masaje - *Corinne Regnault*

Aromaterapia - *Cloé Béringer*

Ayurveda - *Thérèse Bernard*

Plantas Medicinales - *Frédéric Clery*

Bioenergética - *Eva Dunn*

El poder curativo de los cristales - *Eric Fourneau*